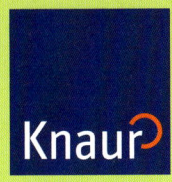

W0068785

Dagmar von Cramm

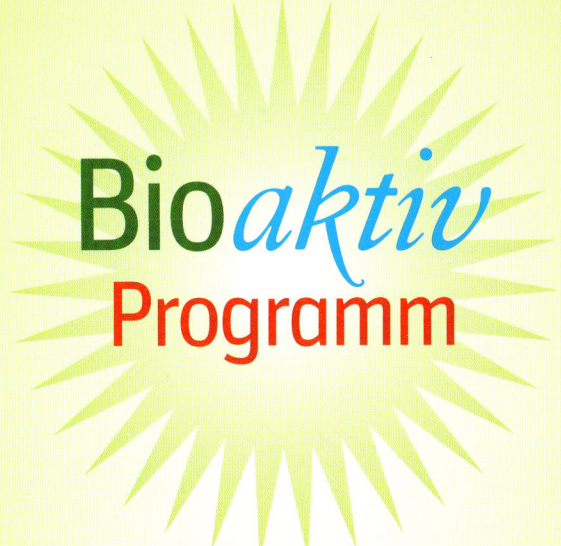

Bio*aktiv*
Programm

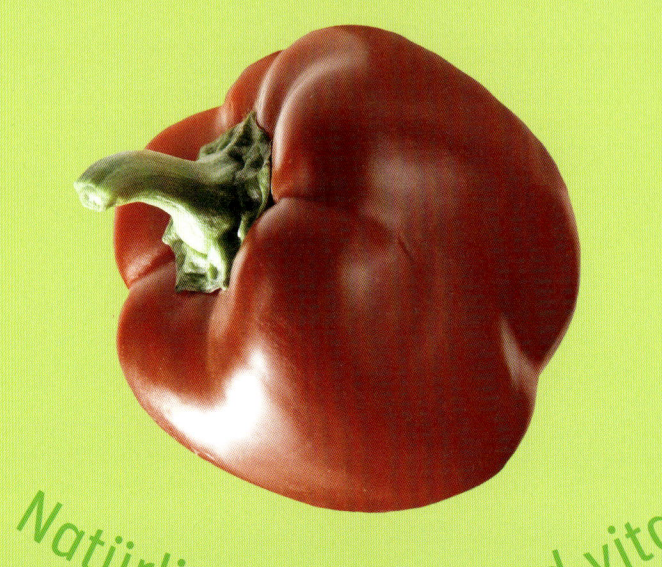

Natürlich schlank und vital

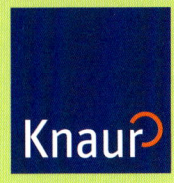

Dagmar von Cramm

Bio*aktiv*
Programm

www.knaur-ratgeber.de

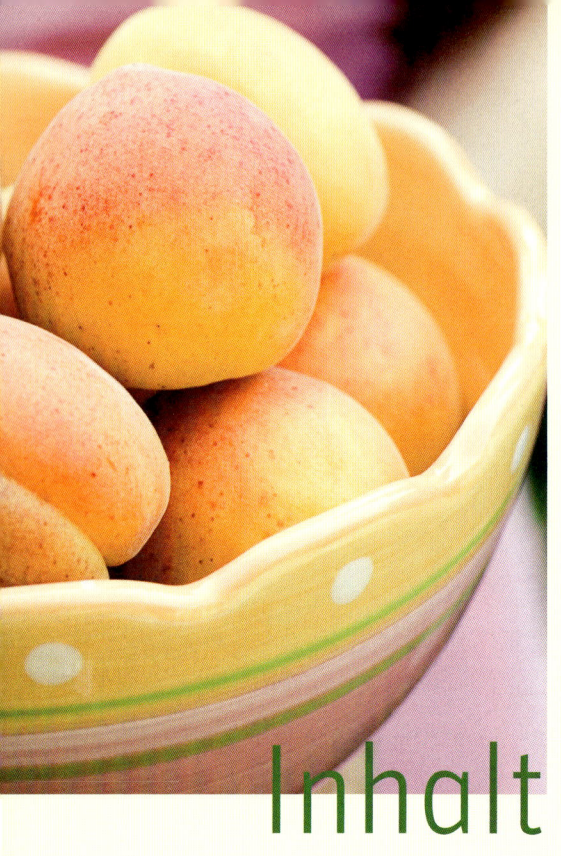

Inhalt

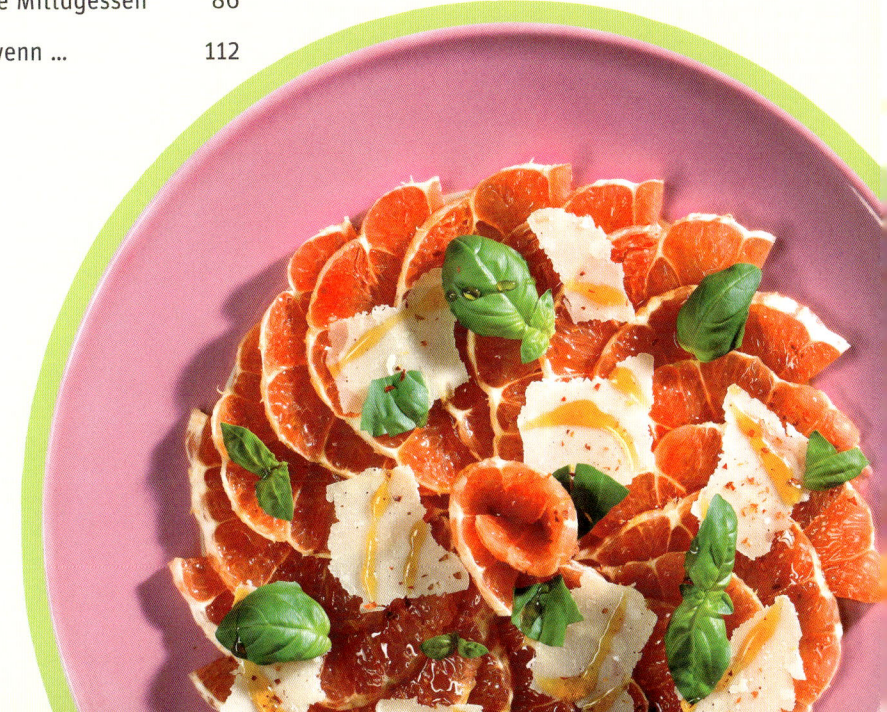

Vorwort

Liebe Leserinnen und Leser,

Bioaktivstoffe in Obst und Gemüse faszinieren mich, seit ich zum ersten Mal von ihnen hörte. Sie sind für mich die Voraussetzung für Gesundheit, Schönheit und Leistungsfähigkeit. Ich bin davon überzeugt, dass Frauen meistens länger leben und schlanker sind als Männer, weil sie mehr von diesen pflanzlichen Lebensmitteln essen. Gut ausgebildete, wohlhabende Menschen gehören übrigens ebenfalls zu diesen Obst- und Gemüse-Fans und leben in der Regel entsprechend besser und länger.

Viel Obst und Gemüse essen – das ist die Voraussetzung, um schlank zu bleiben. Als »Diät-Nanny« betreue ich seit zwei Jahren übergewichtige Leserinnen der Zeitschrift »Frau von Heute«. Ich las unzählige Ess- und Bewegungs-Tagebücher – und irgendwann fiel es mir wie Schuppen von den Augen: Mei-

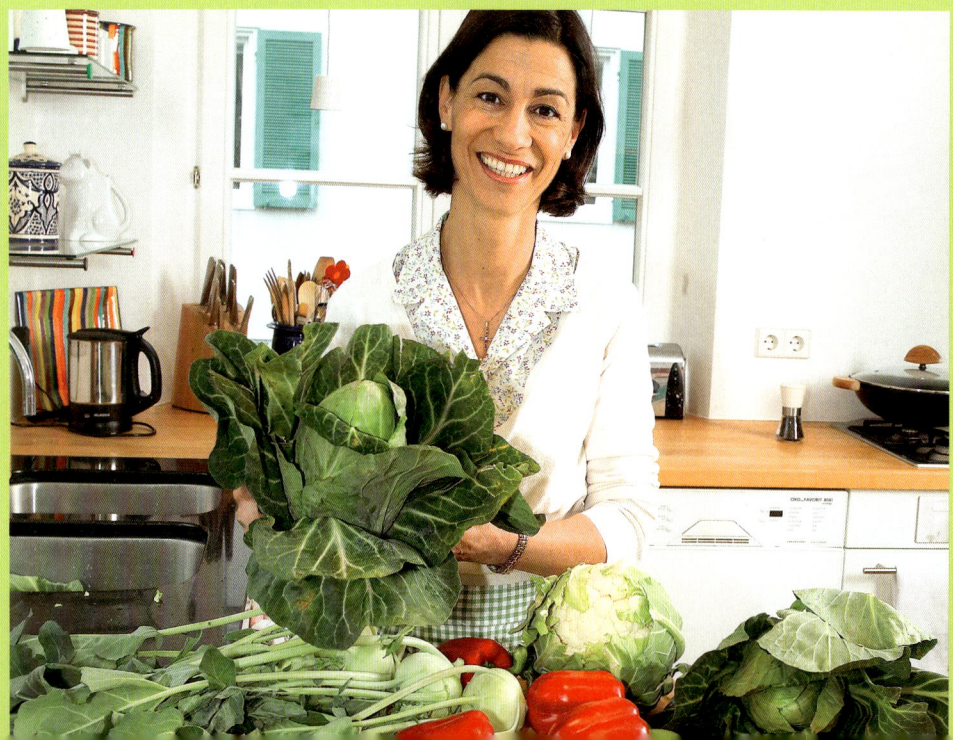

ne »Dicken« aßen alle kein Gemüse, wenig Obst, viele Süßig-keiten, viele Fertiggerichte, viele dickbelegte Brote. Außerdem aßen sie ständig. Was lag näher, als auf der Basis dieser Erfah-rungen eine Diät zu entwickeln?

Sie soll einfach sein, gut schmecken und vor allem auch auf Dau-er funktionieren, damit es keinen Jo-Jo-Effekt gibt. Mehrere Freunde haben sie schon getestet – mit großem Erfolg. Ich sel-ber lebe danach – auch wenn meine Portionen etwas üppiger ausfallen.

In meiner Versuchsküche habe ich mit meinen Mitarbeiterinnen alle Rezepte getestet – wir waren immer erstaunt, wie voll unse-re Teller waren! Auch Ihr Einkaufskorb wird künftig etwas vol-ler sein: Statt konzentriertem Mastfutter werden Sie viele gesun-de Ballaststoffe nach Hause tragen. Ein großes Gemüsemesser und eine gute Reibe sollten Sie auch haben – und einen kleinen Stabmixer, der auch hacken kann. Dann kann es losgehen.

Lassen Sie sich auf den bioaktiven Lebensstil ein, und Sie wer-den ganz neue Kräfte entwickeln, die Ihnen helfen, mit Still-stand, Durchhängern und Krisen fertig zu werden. Lernen Sie, anders zu kochen und zu essen – ganz ohne Tabellen und Punkte. Denn bioaktiv essen ist so einfach wie die Natur.

Viel Erfolg wünsche ich Ihnen –
und Spaß beim Kochen und Essen,

Ihre Dagmar von Cramm

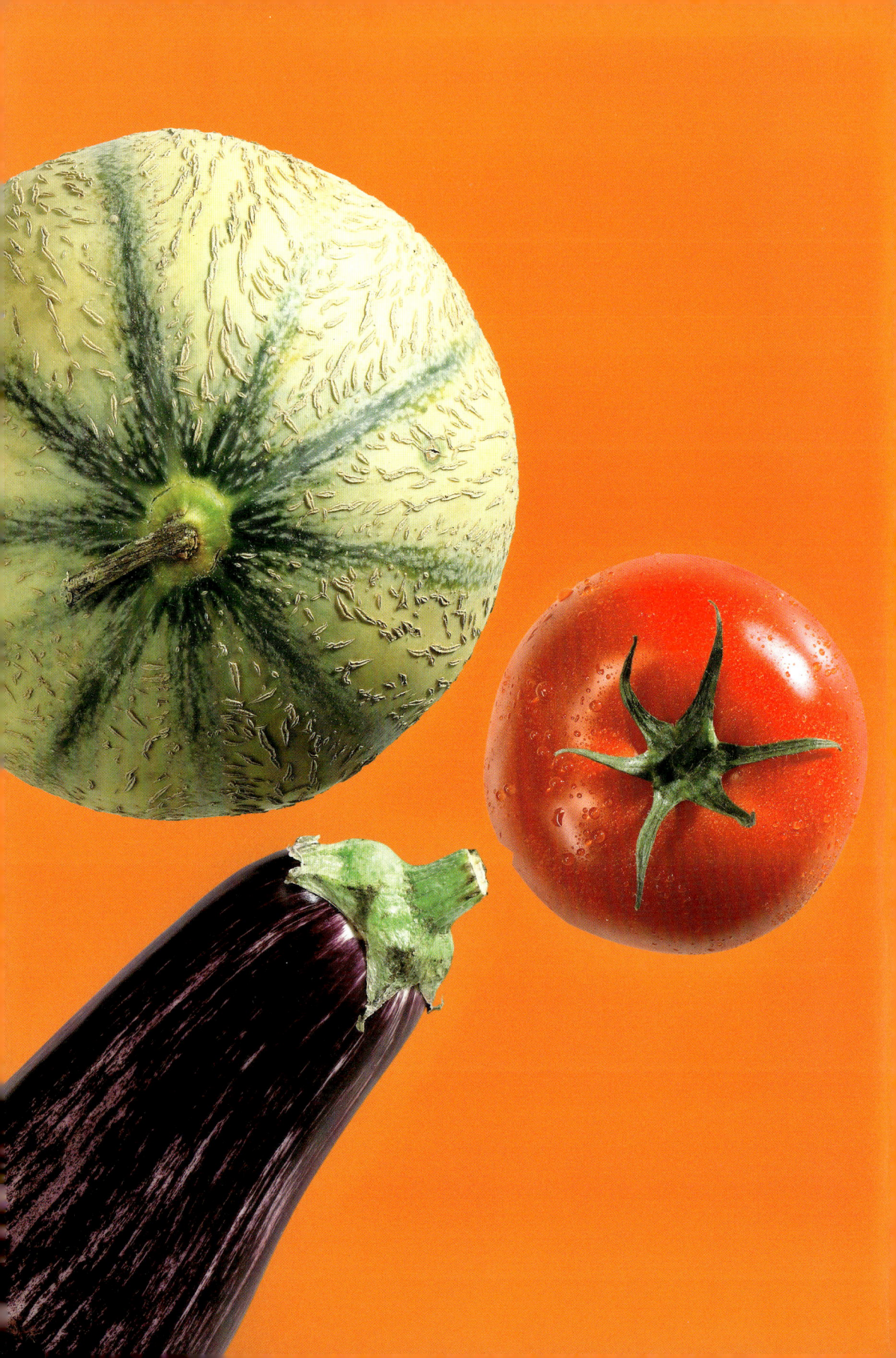

Bio*aktiv*-
stoffe

und ihre Wirkung im Körper

1

Gesundes Gewicht ist machbar!

Es hat eine Menge mit Gesundheit und Vitalität zu tun. Finden Sie einen neuen Umgang mit Ihrem Körper, schauen Sie genau hin, auch wenn das anfangs schockt. Sie werden am eigenen Leib erfahren, dass Sie auch Ihre »inneren Werte« verbessern können.

Übergewicht ist kein Schönheitsproblem

Seit ungefähr 50 Jahren werden wir immer dicker. Das Durchschnittsgewicht einer deutschen Frau liegt heute bei 67,5 kg. Bei den Herren der Schöpfung ist es 82,4 kg. Vielleicht liegt die Lebenserwartung von Frauen deshalb etwa fünf Jahre über der der Männer?

Tatsache ist: Von Jahr zu Jahr legen wir ein paar Pfündchen zu, verstecken sie unter Jackett und Weste, Schals oder Blusen. Gleichzeitig wird das Ideal in Werbung und Mode dünner und dünner: Während die Durchschnittsfrau dicker wird, nehmen die Models immer mehr ab. Das Schönheitsideal geht in Richtung Untergewicht mit Oberweite und wird mit Hilfe von Diät, Sport und Operation von einigen wenigen erfüllt, oft um den Preis eines völlig gestörten Essverhaltens.

Probleme durch Übergewicht

Aber ist das Grund genug, jede Diät zu verteufeln? Ernsthaft: Was sind 2 bis 4 % Essgestörte gegen 60 oder gar 70 % Übergewichtige? Gegen Kurzatmigkeit, überlastete Knie- und Hüftgelenke, Diabetes, verstopfte Adern und Herzinfarkte? Von Krebs ganz zu schweigen?

Wir bringen uns gemeinsam um, gemütlich und genussvoll. Und verpassen dabei unser Leben.

Was ist schöner, als seinen Körper zu mögen, zu spüren, aktiv zu sein. In dem populären »sunscreen-song« heißt es: »Enjoy your body. It's the greatest instrument you'll ever own« – »Genieße deinen Körper. Er ist das wunderbarste Werkzeug, das du je besitzen wirst.«

Wie sieht es aus? Persönliche Bestandsaufnahme

Hier geht es nicht nur um Gramm und Kilo – hier geht es auch um Vitalität und Gesundheit. Für manches gibt es medizinische Messmethoden. Bevor Sie das Bioaktivprogramm starten, sollten Sie sich von Ihrem Arzt durchchecken lassen. Notieren Sie sich die Werte, und vergleichen Sie, was nach zwei Monaten Bioaktivprogramm in Ihrem Körper passiert ist.

Körpergewicht und BMI

Der erste Schritt ist der zur Waage. Sie müssen der Wahrheit ins Auge sehen – nicht täglich, aber mindestens einmal im Monat. Eine Waage, die das Fett-Muskel-Verhältnis misst, gibt zusätzliche Informationen über Ihre Fitness. Nach dem Wiegen kommt das Messen der Körpergröße. Aus beidem errechnet sich der Body-Mass-Index (BMI), der heute das anerkannte Maß für die Beurteilung des Körpergewichtes ist. Spannend wird es bei der Bewertung: Sie basiert auf den Daten einer amerikanischen Lebensversicherung, die untersuchte, mit welchem BMI die Versicherten am längsten lebten. Eine gesunde Grundlage also. Der BMI errechnet sich so:

Gewicht (kg) : Größe^2 (m)^2

In der folgenden Tabelle können Sie sich einordnen – in der linken Spalte ist das Alter angegeben, in der rechten der gesunde BMI-Bereich. Sie sehen, dass das gesunde Gewicht mit dem Alter leicht ansteigen darf.

Zahlen BMI nach Alter

Alter (Jahre)	BMI (kg/m^2)
19 – 24	19 – 24
25 – 34	20 – 25
35 – 44	21 – 26
45 – 54	22 – 27
55 – 64	23 – 28
> 64	24 – 29

Rechnen Sie aus, wie viele Kilos Sie abnehmen müssen, um in den gesunden Bereich zu kommen. Wie viele Prozent Ihres Körpergewichts (KG) sind das? Pro Jahr können Sie etwa 10 % Ihres Gewichtes abnehmen. Den meisten Menschen ist das zu wenig. Erfahrungen zeigen aber: Wer dem Körper Zeit lässt, sich an das neue Gewicht zu gewöhnen, der hält es auch besser. Setzen Sie sich also ein realistisches Ziel. Schließlich haben Sie auch Jahre gebraucht, um die überflüssigen Kilos zu bunkern.

Übergewicht ist auch ein Krankheitsverursacher

Übergewicht ist nicht nur ein Schönheitsproblem. Ein BMI über 30 steigert die Wahrscheinlichkeit, an Diabetes zu erkranken, um das 30-Fache. Übergewicht kann langfristig zum »Metabolischen Syndrom« führen, einem Mix aus Bluthochdruck, hohen Blutfettwerten und Insulinresistenz. Das senkt die Lebenserwartung!

Blutfettspiegel: Wie sehen Ihre Blutgefäße aus?

Neben dem Gewicht sollten Sie auch Ihre allgemeine Gesundheit im Auge haben. Lassen Sie beim Arzt einen Check samt Blutbild machen. Wiederholen Sie das Blutbild alle 6 Monate – bei der Blutspende bekommen Sie die Daten übrigens umsonst. Hier die wichtigsten Ergebnisse und was sie bedeuten:

Cholesterinspiegel

Cholesterin ist für den Körper lebenswichtig. Es ist Bestandteil der Zellen und Ausgangsstoff für die Gallensäuren, die eine wichtige Rolle in der Fettverdauung spielen. Der Bedarf des Körpers wird sowohl über die Nahrung als auch durch eigene Bildung gedeckt. Aufgenommenes Cholesterin wird im Darm an Transporter gebunden und so ins Blut transportiert. Von diesen Transportern gibt es zwei Arten: die LDL-Partikel, die das Cholesterin zur Weiterverarbeitung in die Organe und Zellen transportieren, und die HDL-Partikel, die überschüssiges Cholesterin im Körper einsammeln und zum Abbau in die Leber transportieren.

Herz-Kreislauf-Risiko

Eine zu hohe Menge des an LDL gebundenen Cholesterins im Blut erhöht das Risiko für koronare Herzkrankheiten und Arteriosklerose: Es lagert sich an den Gefäßwänden ab und verstopft sie. Der Wert des LDL-gebundenen Cholesterins sollte 130 nicht überschreiten. Der günstige HDL-Wert liegt über 45. Der Gesamtwert gilt bis 200 als gut. Wichtiger ist das Verhältnis von »schlechtem« LDL- zu »gutem« HDL-Cholesterin: Teilen Sie Ihren LDL-Wert durch den HDL-Wert. Das Ergebnis sollte unter drei liegen; je mehr HDL-Partikel und je weniger LDL-Partikel im Blut sind, umso geringer ist Ihr Erkrankungsrisiko.

Homocysteinspiegel

Die Aminosäure Homocystein ist ein Zwischenprodukt beim Abbau der essenziellen Aminosäure Methionin. Für diesen Abbau sind die Vitamine Folsäure, Cobalamin (B_{12}) und Pyridoxin (B_6) notwendig. Besteht ein Mangel an diesen Vitaminen, so kann der Umbau nicht vollständig ablaufen, und Homocystein reichert sich im Körper an. Je mehr davon im Blut ist, umso höher ist das Risiko, an Arteriosklerose zu erkranken. Eine exakte Obergrenze für die Blutwerte kann nicht angegeben werden. Ab Werten zwischen 14 und 100 µmol/l besteht bereits eine milde Form der Homocysteinämie, also Alarmstufe 1.

Triglyceride

Triglyceride sind Fette, deren Menge im Serum zunimmt, wenn Sie Probleme mit dem Fettstoffwechsel haben. Ihre Werte sollten zwischen 35 und 170 mg/dl liegen. Mehr erhöht das Risiko, an Herzkrankheit und Arteriosklerose zu erkranken. Mit der richtigen Ernährung können Sie erhöhte Werte auch ohne Medikamente leicht wieder senken.

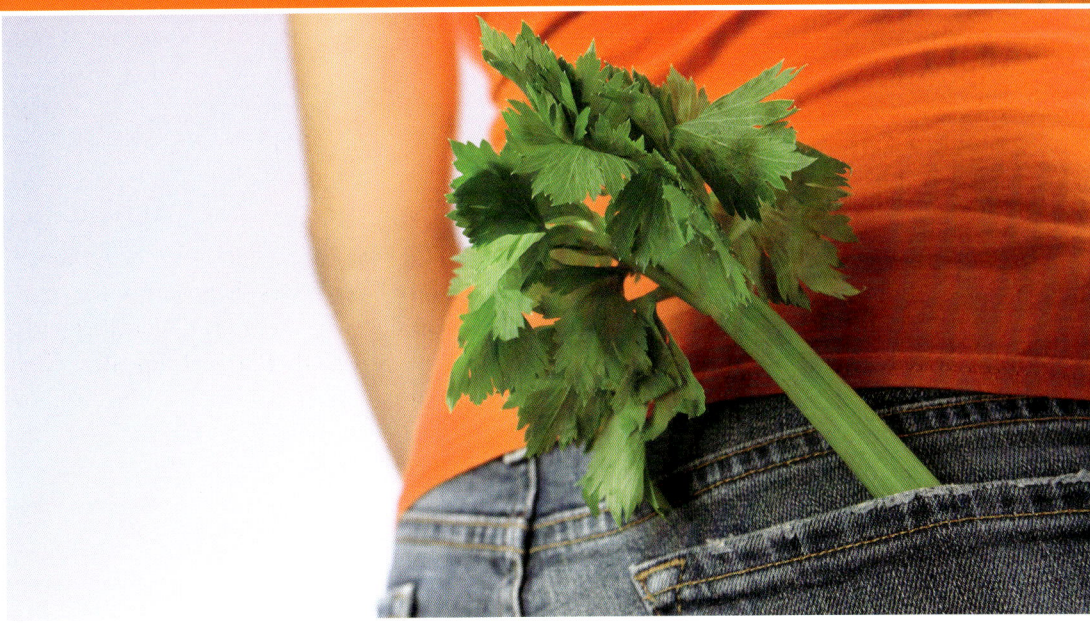

Viele Menschen snacken den ganzen Tag – das wäre an sich nicht so schlimm, würde es sich um gesundes Gemüse handeln – leider sind es aber eher süße Sachen, die langfristig dick machen.

Glucosetoleranz

Ständiges Snacken, vor allem von »schnellen Kohlenhydraten«, hat zur Folge, dass dauernd Insulin bereitgestellt werden muss, um den Blutzucker in die Zellen zu schleusen und zu verarbeiten. In vielen Fällen und bei entsprechender Veranlagung blockiert irgendwann der Mechanismus – der Blutzucker wird nicht mehr ausreichend in die Zellen geschleust. Das heißt dann: »eine gestörte Glucosetoleranz«. Die Bauchspeicheldrüse produziert weiter wild gegen den Blutzucker an, kapituliert aber irgendwann und stellt die Insulinproduktion allmählich ein: Es kommt zum Diabetes. Machen Sie einmal im Jahr den oralen Glucose-Toleranz-Test (OGTT). Dann wissen Sie, ob Ihre Bauchspeicheldrüse noch fit ist. Gerade bei Typ-2-Diabeti-

kern (Altersdiabetes) kann eine Gewichtsabnahme nämlich wieder zu einer gesunden Reaktion des Insulins führen. Bei Personen mit Diabetes Typ 1 dagegen ist die Bauchspeicheldrüse unwiderruflich zerstört.

Blutzuckerwerte im Vergleich: Normwerte und Abweichungen

Normwerte Blutzucker:	
Nüchtern	80 – 100 mg/dl
Nach 2 Stunden	130 mg/dl

Gestörte Glucosetoleranz:	
Blutzucker	> 140 – 199 mg/dl

Herz und Kreislauf: Wie fit sind Sie?

Ein gesunder Blutdruck ist eine Grundvoraussetzung für Gesundheit. Er sollte einen Wert von 130/80 mmHg nicht überschreiten. Übergewicht ist häufig kombiniert mit erhöhtem Blutdruck. Sie werden sehen: Sobald Sie abnehmen, normalisiert sich der Blutdruck auch. Lassen Sie gleichzeitig ein Belastungs-EKG machen. Dabei werden die Herzschläge in Form einer Kurve aufgezeichnet und Ihr Blutdruck bei zunehmender körperlicher Anstrengung gemessen. Auf diese Weise wird festgestellt, wie fit Sie sind. Denn erst unter Belastung zeigt der Körper, was er kann.

Besonders Herzrhythmusstörungen können durch Veränderungen der Kurven früh erkannt werden. Bei einer Belastung mit etwa 100 Watt – das entspricht schnellem Gehen oder normalem Schwimmen – sollte Ihr systolischer Blutdruck (der höhere Wert) auf keinen Fall über 200 mmHg liegen, der diastolische Wert (der niedrigere) sollte auch bei größerer Anstrengung unter 100 mmHg bleiben.

Wenn Ihre Werte darüberliegen, ist das kein unveränderliches Schicksal: Regelmäßiges Training, wie in diesem Buch vorgeschlagen, macht sich vor allem beim Belastungs-EKG bemerkbar. Lassen Sie es nach sechs Monaten überprüfen. Ist die Veränderung zu gering, hilft nur eins: häufiger und intensiver trainieren.

Zusammenhang zwischen Darmflora und Körpergewicht

In mehreren Studien an der Washington-University in St. Louis haben Forscher im Jahr 2006 nachgewiesen, dass die Bakterien der Darmflora die Entwicklung von Übergewicht entscheidend beeinflussen können. Sie untersuchten zwei Gruppen von Mäusen, von denen eine Gruppe spezielle Bakterien im Darm aufwies. Diese Darmbakterien bauen unverdauliche Ballaststoffe zu Fettsäuren und Zucker ab, die als Fett vom Körper eingelagert werden. Obwohl beide Gruppen das gleiche Futter bekamen, entwickelten die Mäuse mit diesen Bakterien starkes Übergewicht. Die anderen blieben schlank.

Allgemeiner Gesundheitszustand

Wie gut sind die Widerstandskräfte: Wie oft sind Sie krank, und wie ist Ihre Verdauung? Ich meine mit »krank« nicht nur: mit Fieber im Bett, sondern die lästige Erkältung, den Dauerschnupfen, Entzündungen, Pilzerkrankungen, Herpes und Akne. All diese Erkrankungen sind Zeichen einer Immunschwäche. Haben Sie etwa einmal im Monat mit einem dieser Probleme zu tun, dann ist Ihre Abwehr nicht intakt. Ein wichtiger Faktor bei der Immunabwehr ist die Darmflora mit ihren Bakterien. Diese scheinen auch beim Entstehen von Allergien eine wichtige Rolle zu spielen. Neueste Forschungen stellen sogar einen

Zusammenhang mit Übergewicht her! Eine gesunde Darmflora braucht Nahrung: Das sind vor allem die unverdaulichen Bestandteile unseres Essens, die Ballaststoffe in Obst, Gemüse und Getreide. Sie dienen den Bakterien als Nahrung, werden aufgespalten und teilweise so noch für den Körper verwertet. Verstopfung und Darmträgheit sind Zeichen von zu wenig Ballaststoffen: Mindestens jeden zweiten Tag sollten Sie Verdauung haben. Wer darunterliegt, hat ein Problem. Neueste Forschungsergebnisse mit probiotischen Joghurts weisen darauf hin, wie wichtig die Darmflora für die gesamte Abwehrkraft ist. Aber auch Durchfälle sind ungünstig und können Zeichen einer Unverträglichkeit sein. Spezielle Bakterienstämme in probiotischen Joghurts greifen nachweislich positiv in dieses Geschehen ein.

Schlanker und gesünder

Wenn Sie auf eine bioaktive Lebensweise umsteigen, dann spielen nicht nur die Kilos eine Rolle. Schreiben Sie alle Ihre Werte auf und legen die Notizen in Ihr persönliches Schatzkästchen. Vergleichen Sie höchstens einmal im Monat und mindestens einmal im Halbjahr, wie sich die Werte entwickelt haben.
Sie werden sehen: Kilos sind nur eine Seite der Medaille – Vitalität und Energie die andere. Die gibt Ihnen nämlich die Kraft, nicht wieder in alte, schlechte Gewohnheiten zurückzufallen, sondern weiter an sich zu arbeiten und nicht aufzugeben, auch wenn es mal einen Rückschlag geben sollte.

Problem erkannt – aber wie nehme ich ab?

Wenn ich nach Lust und Laune futtern würde, dann wäre ich ein Pummel. Was da in den Regalen liegt und im Imbiss angeboten wird, ist mehr, als mein Körper verkraften kann: So viele überflüssige Kalorien kann ich gar nicht absporteln und abarbeiten, selbst wenn ich mich den ganzen Tag nur damit beschäftigen würde. Wir verhalten uns wie die Schweinchen bei der Mast – wenig Bewegung, viel künstlich konzentriertes, stark verarbeitetes Futter – und wundern uns, wenn wir fett werden! Tatsächlich hat die »Energiedichte« unseres Essens in den letzten Jahrzehnten ständig zugenommen. Wir futtern Kraftfutter, das unser Körper nicht mehr braucht. Was tun? Die Ergebnisse wissenschaftlicher Studien sind nicht sehr ermutigend: Wer übergewichtig ist, nimmt schwer ab.

Jede Menge Einzelbeispiele zeigen: Es geht, wenn man will! Doch welcher Weg ist der beste?

Mehr Bewegung ist nötig

Bewegung verbraucht Energie, sprich Kalorien. Die Lebensmittelhersteller – vor allem die Produzenten von Süßigkeiten, Snacks und Fast Food – wollen uns weismachen, dass vor allem die Bewegungsarmut schuld am Übergewicht sei. Doch das ist nur die halbe Wahrheit.

Wie lange braucht man zum »Ablaufen« von Essen?

Die TV-Experten und Komiker Uwe Leiterer und Dirk Zblewski machten den Test: Wie lange muss man jeweils laufen, um einen Salat, eine Bratwurst oder eine Riesenportion Eis abzutrainieren? Der Salat war gut zu schaffen: fünf Minuten für 55 kcal. Bei der Bratwurst wurde es schon schwieriger: 25 Minuten musste Uwe laufen für 310 kcal. Bei einem Eisbecher mit 810 kcal machte er dann schlapp, bevor die Kalorien verbraucht waren.

Mit anderen Worten: Die Tüte Chips, die Sie abends vor der Glotze gedankenlos gefuttert haben, können Sie kaum durch Sport abarbeiten, ebenso wenig den üppigen Schlag Sahne. Unsere Lebensmittel sind heute zu konzentriert und außerdem zu einfach zu essen, um nur durch mehr Bewegung abtrainiert zu werden.

Sicher ist aber: Bewegung unterstützt das Abnehmen, und wer sportelt, futtert nicht. Außerdem regt Bewegung den Stoffwechsel an; sie bildet mehr Muskelmasse, die wiederum mehr Energie frisst als unser Fettgewebe. Und darüber hinaus verbessert sie unsere Knochenstabilität, fördert die Durchblutung, verbessert die Atmung und stärkt den Kreislauf.

Bewegung macht vital. Sie sollte natürlich Spaß machen, aber auch intensiv und anstrengend genug sein. Neueste Studien haben ergeben, dass Sie tatsächlich ins Schwitzen kommen müssen, wenn das Training die Fettverbrennung ankurbeln soll. Mehr dazu auf Seite 48.

Mehr Schlaf!

Amerikanische Studien ergaben: Wer weniger schläft, ist dicker. James Gangwisch von der Columbia University fand heraus: Wer nur vier Stunden schläft, hat ein um 70 % höheres Risiko, übergewichtig zu sein, als 8–9-Stunden-Schläfer. Bei fünf Stunden Schlaf beträgt die Wahrscheinlichkeit 50 %, bei sechs Stunden Schlaf 23 %. Eigentlich erstaunlich, denn wer weniger schläft, verbrennt mehr Kalorien. Die Forscher vermuten, dass das ein Erbe unserer Vorfahren ist: Im Sommer, wenn es viel Nahrung gab und die Nächte kurz waren, mussten sie Fettpolster für den mageren Winter anlegen. Verantwortlich dafür sind zwei Hormone: Ghrelin steigert den Appetit, und Leptin dämpft ihn. Durch Schlafentzug sinkt der Leptinspiegel, Ghrelin steigt an und signalisiert: Hunger. Das mag eine Erklärung dafür sein, dass Schichtarbeiter häufig Probleme mit Übergewicht haben. Gönnen Sie sich also ausreichend Schlaf.

Schlafen Sie regelmäßig
Sieben bis acht Stunden pro Tag,
wenn Sie abnehmen möchten –
es dürfen auch mehr sein.

Noch etwas: Missverstehen Sie Müdigkeit nicht als Hunger. Als Stewardess musste ich oft die Nacht durcharbeiten und hatte das Gefühl: »Ich bin so kaputt, jetzt muss ich etwas essen.« Ich verstand meine Körpersignale falsch und aß.

Danach war ich noch erschöpfter, denn die Verdauungsarbeit belastet den Organismus.

Wer bei Müdigkeit keine Möglichkeit hat zu schlafen, sollte höchstens etwas trinken – am besten heißes Wasser.

Mehr Regelmäßigkeit im Alltag!

Unser Essalltag hat seinen Rhythmus verloren. Von einer Mahlzeitengesellschaft haben wir uns zu einer Snacking-Gesellschaft entwickelt. Nicht mehr der Esstisch ist das Zentrum unseres kulinarischen Lebens, sondern der Kühlschrank. Die Folge dieses Endlos-Essens ist Übergewicht. Denn wer ständig isst, kann viel verdrücken, ohne jemals satt zu sein. Wer durch Naschen übergewichtig geworden ist, dessen Magen darf nicht operativ verkleinert werden, weil er selbst mit Minimagen weiter zunehmen würde. Vergessen Sie alle Sprüche vom Unterzucker: Unser Körper hat die Möglichkeit, jederzeit seine Reserven aus den Fettzellen zu mobilisieren und daraus Energie zu gewinnen. Wer dagegen ständig snackt, bildet über den Tag mehr Insulin. Und dieses Hormon reguliert nicht nur den Blutzuckerspiegel, sondern füttert auch die Fettzellen! Also lieber dreimal am Tag essen – das hält die Insulinproduktion in Grenzen.

Wie immer gibt es Ausnahmen: Bei manchen Menschen führt eine Esspause von 4 bis 5 Stunden zu einer körperlichen Stresssituation. Wenn Sie zu diesem Typus gehören, dann dürfen Sie zwischen zwei Mahlzeiten ein leichtes Milchprodukt essen oder ein Stück Obst oder Gemüse.

Es kommt nicht nur auf die Gesamtzahl der Mahlzeiten an – auch die Regelmäßigkeit ist wichtig. Eine Studie bewies, dass regelmäßige Mahlzeiten dazu führten, dass die Testpersonen nicht nur weniger aßen – sie verbrannten auch nach jeder Mahlzeit mehr Energie. Die Körpertemperatur steigt nach dem Essen an, es wird einem warm, und dadurch verbraucht der Körper Extra-Energie. Außerdem verbesserte sich der Cholesterinspiegel. Achten Sie darauf, welchen Essrhythmus schlanke, gesunde Menschen haben – und wer besonders fit im Alter ist.

Fünf oder drei Mahlzeiten? Für die meisten von uns genügen drei am Tag!

Für Heranwachsende und körperlich schwer arbeitende oder untergewichtige Menschen gilt nach wie vor: fünfmal am Tag essen. Doch Übergewichtige sollten sich auf drei Mahlzeiten beschränken. Erlaubt sind zusätzlich höchstens zwei Zwischenmahlzeiten in Form von einer Portion rohem Gemüse oder Obst oder einem probiotischen Joghurt (kalorienreduziert) oder einem Milchkaffee.

Anders essen

Die meisten Diäten arbeiten mit unterschiedlichen Relationen der Nahrungsbausteine, die Kalorien liefern: Kohlenhydrate, Fett und Eiweiß. Dabei wechseln die Moden, das Prinzip bleibt aber immer gleich.

Fett einschränken?

Low Fat, aber auch Pfundskur oder Punkte-Diät begrenzen das Fett. Das ist im Prinzip sinnvoll, weil Fett doppelt so viele Kalorien hat wie Kohlenhydrate und Eiweiß. Doch gleichzeitig werden z.B. Kohlenhydrate, also auch Zucker und Weißmehl unbegrenzt freigegeben. Die Industrie greift tief in die Trickkiste mit Aromastoffen und Süße, damit Low Fat auch noch schmeckt. Nur Fett zu begrenzen führt also nicht zum Ziel. Bei »Süßessern« kann das sogar dick machen!

Generell ist es sinnvoll, Fett auf etwa 30 % der Kalorienzufuhr zu begrenzen.

Wichtig ist die Art des Fettes: Pflanzliche Fette, vor allem aber Fette mit Omega-3-Fettsäuren in Seefisch und Raps-, Walnuss-, Soja- und Weizenkeimöl, sind empfehlenswert, Oliven- und Erdnussöl gute Ergänzungen. Vorsicht vor zu viel gesättigten Fetten in Käse, Sahne oder Wurst. Sie machen krank. Fit machen Fette in Nüssen, Kernen und Samen!

Kohlenhydrate begrenzen?

Bei Glyx, Logi, Montignac oder – ganz extrem – Atkins wird die Zufuhr von Kohlenhydraten begrenzt, Eiweiß freigegeben und Fett toleriert oder sogar empfohlen. Das Maß aller Dinge ist der »Glykämische Index«, ein Maß für die Insulinantwort des Körpers. Je höher der Index, desto mehr Kohlenhydrate sind im Blut. Das geht umso fixer, je einfacher ein Kohlenhydrat zu verdauen ist. Die Einfachzucker in Zucker oder Weißmehl wirken da wie eine Infusion. Ist der Zucker dagegen in Obst enthalten oder wurde das Mehl mit den Außenschichten vermahlen, sorgen die Ballaststoffe für eine langsame Verdauung: Der Blutzucker steigt langsam und schonend an. Gut fürs Insulin. Es ist also sinnvoll, mit möglichst natürlichen, »langsamen« Kohlenhydraten in Gemüse, Obst und Vollkorn etwa die Hälfte des Energiebedarfs zu decken. Neueste Forschungen bringen den Begriff »Glykämischer Load« (GL) ins Spiel – da geht es nicht nur um die Insulinantwort, sondern auch die Menge an schnellen Kohlenhydraten – eigentlich logisch. Es konnte nachgewiesen werden, dass ein hoher GL das Risiko für Herz-Kreislauf-Krankheiten erhöht. Also weg mit den Gummibärchen – auch wenn sie fettfrei sind!

Eiweiß bevorzugen?

Wie steht es mit dem Eiweiß? Das wird nur zu etwa 80 % in Kalorien verwandelt, weil sein Umbau kompliziert ist und Energie verschlingt: Die »spezifisch dynamische Wirkung«, die Wärme nach dem Essen, geht auf sein Konto.

Eiweiß ist ein Schlankmacher. Fisch, Hülsenfrüchte, Nüsse und Vollkorn sind uneingeschränkt zu empfehlen. Bei Fleisch und Milchprodukten auf den Fettgehalt achten. Zu viel Eiweiß kann jedoch die Nieren belasten und zu einer Übersäuerung des Körpers führen, ja zu Osteoporose. Und Eiweiß in Fleisch, Wurst, Milchprodukten, Nüssen und Fisch ist oft mit verstecktem Fett verbunden. Eiweißpulver eignet sich nicht als Dauernahrung: Die Darmflora und damit die Immunabwehr des Körpers leidet. Außerdem entwickelt sich nach längerer Einnahme ein Widerwillen, und das führt letzten Endes zum Jo-Jo-Effekt!

Kalorien zählen?

Brigitte Diät, Weight Watchers, Punkte-Diät: Sie zählen Kalorien. Im Prinzip ist das richtig, denn letztlich nimmt man zu, wenn man mehr Kalorien aufnimmt als verbraucht. Doch Diäten können ganz schön kompliziert sein, weil auf hohem Niveau gekocht wird oder weil Kalorien in Punkte umgerechnet werden müssen. Warum nicht lernen, den Kaloriengehalt von Lebensmitteln und Gerichten abzuschätzen? Letzten Endes entscheidet die Kalorienbilanz über den Aufbau von Fettgewebe: Wer mehr aufnimmt als ausgibt, spart an: Fettzellen! Doch es ist nicht gleichgültig, wann, wie oft und in welcher Form die Kalorien im Magen landen. Ein vernünftiges Verhältnis der Nährstoffe macht's leichter.

»Apfel oder Orange« – das ist die große Frage. Doch wer so wenig zu essen bekommt, wird niemals satt und denkt an nichts anderes als die nächste Mahlzeit oder den nächsten Snack.

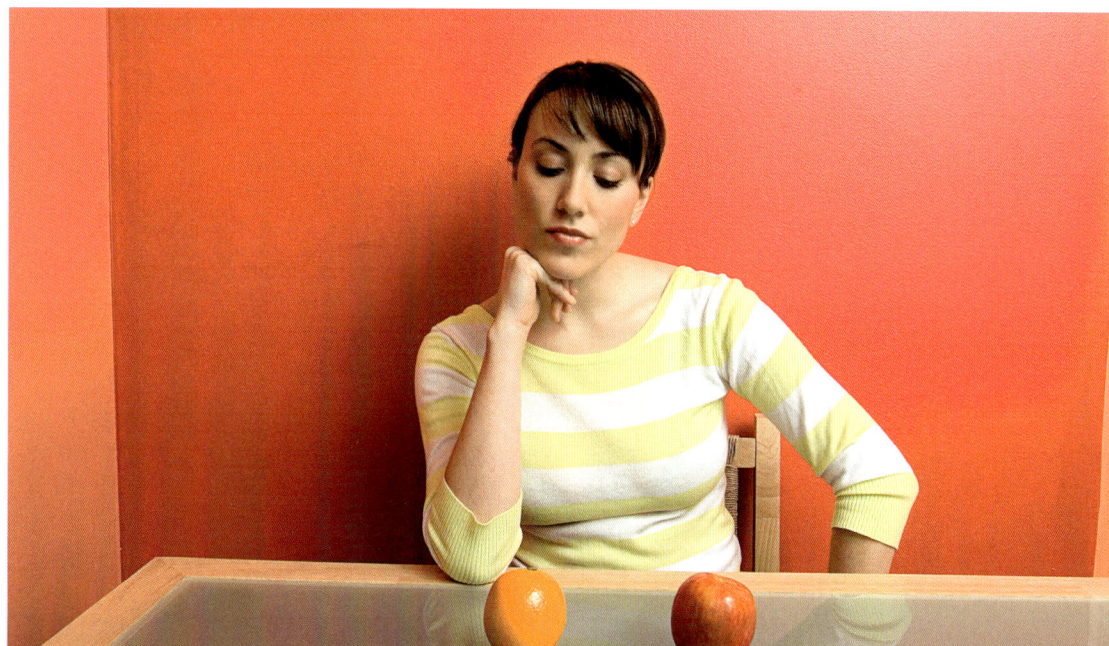

Abnehmen mit Psychotricks?

»Denke dich schlank, und du wirst es« ist die Botschaft von Diäten, die mit psychologischen Mitteln arbeiten. Das Essverhalten ist tatsächlich ein wichtiger Schlüssel zum gesunden Gewicht. Aber es kann Kalorien nicht wegzaubern. Einsicht ist der erste Schritt zur Besserung – aber eben nur der erste. Der zweite geht dann konkret in Richtung: Was kommt auf den Teller? Wer langfristig abnehmen möchte, muss sein Essverhalten ändern. Dabei hilft Verhaltenstraining nach dem Motto: »Was mache ich, wenn …?« (dazu mehr in den Rezeptkapiteln). Aber ganz gegen seine innere Uhr und sein Temperament kann keiner leben und essen. Selbsterkenntnis ist der erste Schritt zur Besserung: Schreiben Sie eine Woche Esstagebuch. Das hilft, eigene Schwachstellen zu finden.

Wer langfristig abnehmen will, muss seinen Essalltag grundsätzlich ändern.

Abnehmen mit Genetik?

Andere Diäten unterscheiden Stoffwechseltypen – meist geht die Reise Richtung Nomaden, Jäger und Bauern. Aber so einfach funktioniert Genetik nicht. Klar: Es gibt gute und schlechte Futterverwerter. Und Erstere haben sich in Hungerzeiten durchgemendelt. Jetzt haben sie ein Problem mit dem Überfluss. Aber abgesehen von dieser Grobunterscheidung, sind wir weit davon entfernt, die genetischen Kodes von Übergewicht zu knacken. Und die Sache von der Blutgruppe abhängig zu machen ist Mumpitz. Der Mensch hat sich immer angepasst – ob Inuit, Massai oder Europäer. Das dauerte Jahrtausende. Unser Lebensstil und unsere Lebensmittel dagegen haben sich in den letzten 50 Jahren so rasant verändert, dass die Evolution nicht mehr mitkommt. Über die Unterteilung in gute und schlechte Futterverwerter hinaus sind die individuellen Unterschiede erheblich: Einer hat Süßhunger, der andere ist Fettfan – Hunger- und Sättigungsgefühl können sehr unterschiedlich ausgeprägt sein. Eine genetische Patentlösung gibt es nicht. Selbstbeobachtung ist der Schlüssel zum Erfolg.

Pulver und Pillen?

Der Internetmarkt blüht: Eiweißpulver und Tabletten versprechen schnellen Erfolg, ändern aber nichts an Ihrem Lebensstil. Der Jo-Jo-Effekt ist vorprogrammiert – und das mit erheblichen Kosten. Ohne ärztliche Begleitung sollten diese Produkte ohnehin nicht genommen werden.

Fazit: In jeder Diät steckt ein Körnchen Wahrheit. Doch es gibt keinen Trick, mit dem Sie weiter so leben können wie bisher und trotzdem schlank werden. Sie müssen etwas ändern – und auch einmal nein sagen. Und an der richtigen Stelle ja sagen. Nutzen Sie dabei die Kraft der Natur, Ihres Körpers – und die aktuellen Erkenntnisse der Wissenschaft.

Das Diätgeheimnis: Bioaktivstoffe

Wie muss dann eine Diät aussehen, die wirklich funktioniert? Die man langfristig durchhält, die Genuss verspricht, gesünder macht und rundum fit? Sie muss so flexibel sein, dass sie jeder für sich individuell gestalten kann. Denn nur, was dem persönlichen Lebensstil entspricht, hat Chance auf Dauer. Deshalb keine Gewaltkuren machen oder zehn Kilo in zehn Wochen abnehmen. Das führt letzten Endes immer zum Jo-Jo-Effekt. Auch keine »Alles-oder-nichts-Regel« aufstellen – nach einem Partywochenende einfach bioaktiv weiteressen. Es gibt keinen Zauber, der durch Sünden gebrochen wird. Unser Körper hält eine Menge aus und kann sich immer wieder anpassen und umstellen. Entscheidend ist, wie der Essalltag aussieht. Denn Übergewicht entsteht nicht zwischen Weihnachten und Neujahr, sondern zwischen Neujahr und Weihnachten. Das Geheimnis von gesunder Schlankheit liegt in dem, was uns die Natur an Lebensmitteln bietet.

Abnehmen ohne Mangel

Es scheint auf den ersten Blick absurd: Selbst wer eine Menge Energiereserven in Form von Fettpolstern hat, dessen Körper kann während einer Diät in einen Mangelzustand geraten. Denn unsere Zellen brauchen viele verschiedene Substanzen täglich für ihren Stoffwechsel. In erster Linie gilt das für wasserlösliche Vitamine, die nicht gespeichert werden können. Aber auch antioxidative Substanzen wie die Bioaktivstoffe sind

Eine Diät, die nicht nur schlank macht, sondern auch gesund und fit, sollte folgende Kriterien erfüllen:

- *mäßig im Fettgehalt, wenig gesättigte und viel Omega-3-Fettsäuren*
- *reichlich mageres Eiweiß*
- *wenig isolierte, »schnelle« Kohlenhydrate und viel ursprüngliche, »langsame«*
- *viel natürliche Vitamine und Mineralstoffe*
- *reich an Lebensmitteln mit Zellschutz-Effekt*
- *reich an Lebensmitteln mit Fatburning-Effekt*
- *satt machen & gut schmecken*
- *einfach und praktisch im Alltag umzusetzen sein*
- *drei regelmäßige Mahlzeiten, kein Naschen*
- *den individuellen Biorhythmus berücksichtigen*
- *mit Bewegung kombiniert*

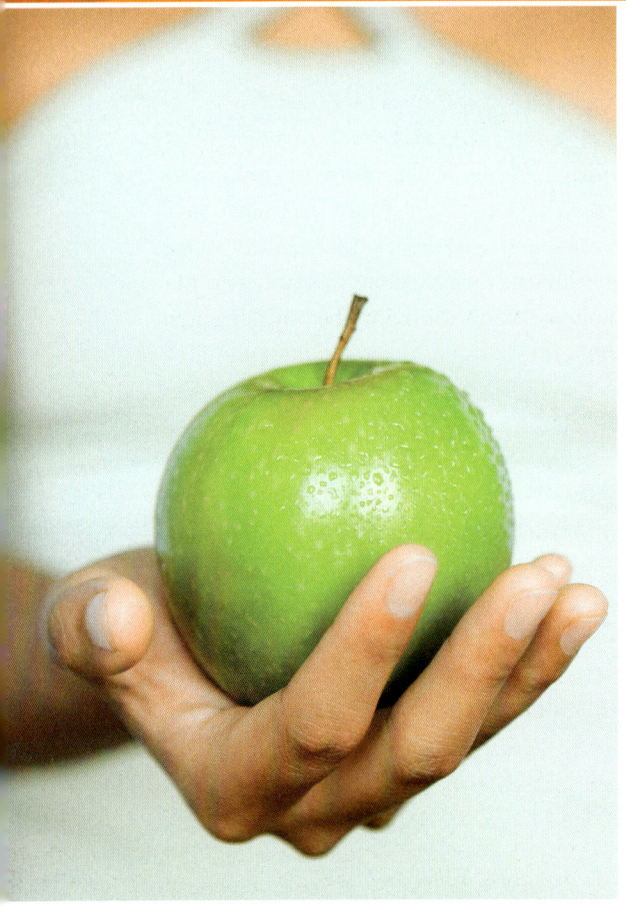

So ein knackiger Apfel steckt voller gesunder Stoffe, schmeckt gut und macht außerdem satt.

Wer also eine Nulldiät macht oder einfach FdH praktiziert oder mit Eiweißkonzentraten hantiert, der macht relativ schnell schlapp. Denn eine Zelle, die nicht ausreichend versorgt ist, gerät in einen Stresszustand – die körpereigene Abwehr funktioniert dann nicht mehr richtig. Auch die Psyche leidet – schließlich spielen gerade B-Vitamine im Hinblick auf Depressionen eine wichtige Rolle. Diätkrisen sind also nicht immer rein psychisch, sondern haben häufig ganz konkrete physiologische Gründe: Sie sind nämlich auch Ausdruck eines tatsächlichen körperlichen Mangels.

Die Nährwertdichte muss steigen

Ein übergewichtiger Mensch braucht für seinen Stoffwechsel zunächst fast ebenso viele lebensnotwendige Substanzen wie zuvor. Er muss diese aber in weniger Kalorien packen, wenn er abnehmen will. Das bedeutet: Er muss Lebensmittel mit einer hohen Nährstoffdichte bevorzugen. Genau darauf ist das Bioaktivprogramm zugeschnitten: eine hohe Nährwertdichte an Vitaminen, Mineralstoffen und Bioaktivstoffen ist mit pflanzlichen Lebensmitteln am besten zu erreichen. Allerdings müssen diese pflanzlichen Lebensmittel mit mageren Eiweißträgern und mit hochwertigen Fetten in Maßen kombiniert sein. Das klingt zunächst kompliziert, ist aber einfacher, als Sie denken: Die Natur hält diesen Mix nämlich für uns bereit. Wir müssen nur lernen, damit umzugehen.

betroffen. Und natürlich Flüssigkeit. Nur bei Mineralstoffen sieht es kurzfristig besser aus: Hier bedient sich der Körper aus seinen Speichern – auf Dauer kann das aber auch gefährlich werden! Denn das Kalzium fehlt den Knochen, zu wenig Eisen senkt die Zahl der roten Blutkörperchen und verschlechtert dadurch die Sauerstoffversorgung, zu wenig Kalium lässt das Gewebe quellen und bindet Wasser – um nur einige mögliche Folgen zu nennen.

Die Kraft zum Durchhalten

Die Abbruchquote bei Diäten ist enorm, der Jo-Jo-Effekt gefürchtet. Warum kommt es zu diesen Misserfolgen? Ernährungsgewohnheiten sind ähnlich tief in uns verwurzelt wie unser Sexualverhalten. Schließen Sie einmal die Augen und erinnern sich an den Geschmack von Toastbrot zum Sonntagsfrühstück. Oder an den Duft Ihres Lieblingskuchens …, das Knistern des Frühstücksbeutels … Es erfordert viel Einsicht und Charakterstärke, tiefsitzende geliebte Gewohnheiten zu ändern und neue Essstrukturen zu entwickeln.

Zu Beginn einer Diät sorgt die Euphorie über die ersten verlorenen Kilos für die nötige Motivation.

Doch mit Andauern der Diät schwindet die Kraft – ein Rückfall ist sehr wahrscheinlich. Und wenn dann noch Stress dazukommt, ernährt man sich aus Zeitmangel oft so ungesund, dass eine zusätzliche Belastung entsteht. Oft verführen auch Einladungen dazu, völlig ungebremst reinzuhauen. Wer sich dafür bestraft, indem ein ganzer Tag auf Teufel komm raus gehungert wird, der steigt in die Mangelspirale ein. Die nächste Fressattacke ist dann vorprogrammiert, denn die Reserven schwinden – der Körper gerät in einen Mangelzustand. Wenn die Diät durch einen hohen Gehalt an Bioaktivstoffen, Vitaminen und Mineralstoffen trotz weniger Kalorien jede Zelle bestens versorgt, dann entfällt dieses »craving«. Sie behalten die Nerven und Ihre Vitalität. Das tollste: Nach einiger Zeit werden Sie gar kein Bedürfnis mehr nach »Junk-Food« haben. Wenn die Diät aber durch einen hohen Gehalt an gesundheitserhaltenden Substanzen wie eine Kur wirkt, außerdem auf traditionelle Essgewohnheiten Rücksicht nimmt und tatsächlich innere Energie aufbaut, statt Energie zu rauben und uns zu stressen?

Dann bleibt die Essmoral stark und auch die Fähigkeit, flexibel mit Ausrutschern umzugehen, Partys und Kummertage zu verkraften und doch immer wieder zu der neuen, leichten Essform zurückzufinden. Genau das schafft eine Ernährung, die reich ist an Bioaktivstoffen.

Die Nährwertdichte (NWD) unserer Lebensmittel

Damit bezeichnen wir den Gehalt eines Nährstoffes pro Kalorie. In der Regel wird die NWD auf eine konkrete Substanz bezogen. Fettarme Milch hat z. B. eine hohe NWD an Kalzium. Oder Kräuter haben eine hohe NWD an Eisen – eben weil sie kaum Kalorien haben. In der Regel haben Snacks und industriell vorgefertigte Lebensmittel eine eher niedrige NWD. Selbst Bitterschokolade hat eine niedrige NWD an den Bioaktivstoffen des Kakaos – und zwar deshalb, weil sie fett- und damit kalorienreich ist.

2

Bioaktivstoffe – was ist das?

Leben bedeutet Stress – auch für Pflanzen. Und so wie wir Menschen entwickeln auch die Pflanzen Schutzmechanismen: Sie bilden sekundäre Inhaltsstoffe, auch Bioaktivstoffe genannt. Diese sind der Schlüssel für Vitalität, Gesundheit und indirekt ein ideales Gewicht.

Die wunderbare Wirkung der Bioaktivstoffe

Bioaktivstoffe werden Substanzen genannt, die eine gesundheitserhaltende Wirkung im Körper entfalten. Im Gegensatz zu Vitaminen sind sie nicht lebensnotwendig. Sie besitzen keinen unmittelbaren Nährwert – das heißt, sie sind quasi kalorienfrei. Doch die Ernährungsforschung entdeckt immer mehr positive Wirkungen dieser Stoffe. Sie spricht vom »zweiten goldenen Zeitalter der Ernährung«. Denn diese Wunderstoffe scheinen vor vielen unserer Zivilisationskrankheiten zu schützen: Krebs, Herz-Kreislauf-Erkrankungen, Entzündungen, Arteriosklerose, Infektionskrankheiten und Zellalterung.

Viele wissenschaftliche Studien bestätigen die Erfahrungen der Volksmedizin und der Naturheilkunde. Denn die Menschen haben immer schon Tees, Gerichte und Lebensmittel zur Bekämpfung bestimmter Krankheiten eingesetzt. Erst nach und nach finden wir heraus, auf welchen Reaktionen diese Wirkung beruht.

Klassen von Bioaktivstoffen

Die bioaktiven Substanzen bestehen aus drei großen Gruppen:
- Die sekundären Pflanzeninhaltsstoffe, die natürlich in Pflanzen gebildet werden.
- Ballaststoffe, die ebenfalls fester Bestandteil von Pflanzen sind.
- Milchsäurebakterien in Joghurt, gesäuertem Gemüse oder Sauerteigbrot, also in »fermentierten« Lebensmitteln.

Im Mittelpunkt stehen die sekundären Pflanzenstoffe. Sie werden von der Pflanze selbst gebildet und schützen sie vor UV-Licht, Pilzen und Bakterien. Außerdem unterstützen sie andere Faktoren, die wichtig für das Überleben der Pflanze sind. So gehören auch Duftstoffe dazu, die Insekten anziehen, oder Aromen, die Tiere zum Fressen animieren, wie das Vanillin der Vanilleschote – , oder im Gegenteil davon abhalten, wie das scharfe Capsaicin in Chilischoten. All diese Wunderstoffe sind praktisch kalorienfrei, und schon winzige Mengen genügen, um eine enorme Wirkung zu entfalten. So enthalten 100 g Apfel nur 20 mg Vitamin C – aber über 1000 mg Vitamin-C-Äquivalente in Form von Bioaktivstoffen! Zur Erklärung: In Vitamin-C-Äquivalenten wird die antioxidative Kraft von Bioaktivstoffen gemessen und ausgedrückt.

Worin sind Bioaktivstoffe enthalten?

Sie sind vor allem in pflanzlichen Lebensmitteln vorhanden: in Gemüse, Obst, Getreide, Nüssen, Samen und Gewürzen. Und weil sie die Pflanze schützen sollen, konzentrieren sie sich in Schale, Außenblättern, Häutchen. In den Blättern der Kohlrabiknolle sind deshalb viel mehr Bioaktivstoffe – übrigens auch Vitamine – als in der Knolle selbst. Dabei spielen natürlich auch Sorte und Reifezustand eine wichtige Rolle. So haben Äpfel, die an der »Sonnenseite« des Baumes hängen, mehr Bioaktivstoffe als solche aus dem schattigen Inneren. Das rote Apfelbäckchen auf der Außenseite enthält mehr als die blasse

Rückseite. Im Sommer entwickeln Früchte und Gemüse mehr Bioaktivstoffe als in lichtärmeren Jahreszeiten. Je reifer geerntet wird, je aromatischer und intensiver der Geschmack und je stärker der Duft, desto mehr wertvolle Inhaltsstoffe enthalten die Pflanzen.

Power durch Kräuter

So haben Kräuter eine ungeheuere Dichte an allem, was uns guttut: Mineralstoffe, Vitamine und eben auch Bioaktivstoffe. Weshalb ich gerade bei Abgeschlagenheit einen reinen Kräutersalat empfehle. Mit anderen Worten: je gesünder, desto mehr Genuss. Was könnte uns Besseres passieren? Dazu kommt noch die Wirkung der Vitamine und Mineralstoffe, die sich gegenseitig häufig verstärken.

Gesundes aus Pflanzen

Welche Pflanzenfamilie die gesündeste ist, lässt sich kaum sagen. Zwiebelige Substanzen wie Knoblauch, Schalotte oder Schnittlauch enthalten besonders viele Sulfide, die vor allem antibakteriell, verdauungsfördernd und cholesterinsenkend wirken. Kohlsorten dagegen sind reich an Glucosinolaten, die zusätzlich noch Krebs vorbeugen. Hülsenfrüchte mit ihren Saponinen regen die Widerstandskräfte an, beugen Krebs vor, senken den Cholesterin- und den Blutzuckerspiegel. Monoterpene in Zitrusfrüchten – vor allem in der Schale – beugen Krebs vor, wirken antibakteriell und gleichen den Cholesterinspiegel aus.

Welche bioaktiven Substanzen kommen in welchen Lebensmitteln vor?

Substanz	Wirkung	Quellen
Carotinoide	fangen freie Radikale, schützen die Zellen vor Umwelteinflüssen, stärken die Abwehr und beugen Krebs vor, schützen die Augen	Carotine: orange-gelb-rotes Gemüse, z. B.: Tomaten, Möhren, Paprika Xanthophyll: grünes Gemüse, z. B.: Brokkoli, Grünkohl, Spinat
Phytosterine	hemmen im Darm die Aufnahme des Nahrungscholesterins und senken so den Cholesterinspiegel, mindern das Risiko für Herz-Kreislauf-Erkrankungen, schützen vor Dickdarmkrebs	Sonnenblumenkerne, Sesamsaat, Sojabohnen, natives Sojaöl
Saponine	binden Cholesterin und Gallensäuren, hemmen dadurch die Entstehung von Dickdarmkrebs und senken Cholesterin- und Blutzuckerspiegel, wirken antibiotisch, besonders bei Pilzerkrankungen, regen die Abwehrkräfte an, stimulieren das Immunsystem	Hülsenfrüchte und deren Sprossen, Spargel, Hafer, Spinat, Lakritze
Glucosinolate	hemmen die Entstehung von Tumoren im Darm sowie in Brust und Prostata, wirken antibiotisch und antimikrobiell, fördern die Verdauung, senken den Cholesterinspiegel	Senf, Kresse, Kohlgemüse, Meerrettich

Substanz	Wirkung	Quellen
Flavonoide	können Lungen-, Haut- und Brustkrebs vorbeugen, machen freie Radikale unschädlich, senken das Risiko von Herz-Kreislauf-Erkrankungen, stärken das Immunsystem, mildern Entzündungsreaktionen	Apfel, Zwiebel, Endivie, Sellerie, Paprika, grüner Tee, Sojabohnen, dunkle Schokolade, Heidelbeeren, Cranberrys
Protease-Inhibitoren	fangen freie Radikale und machen sie unschädlich, können Krebs vorbeugen	Getreide, Kartoffel, Hülsenfrüchte
Terpene	können Krebs vorbeugen, wirken antimikrobiell, können das LDL-Cholesterin senken	Hauptbestandteile ätherischer Öle; Orangen, Kümmel, Fenchel, Minze
Phyto-östrogene	können Krebs vorbeugen, helfen Beschwerden in den Wechseljahren zu lindern, schützen das Herz-Kreislauf-System	Sojabohnen, Samen, Hopfen, Obst und Gemüse
Phytinsäure	senkt das Risiko für Dickdarmkrebs, senkt Blutzucker und -fette	Samen, Getreide, Hülsenfrüchte, Ölsaaten, z. B.: Weizenkeime, Erdnuss, Sojabohnen, Gerste, Roggen
Ballaststoffe	regen die Verdauung an, beugen Dickdarmkrebs vor	Vollkornprodukte, Kleie, Leinsamen, Hülsenfrüchte
Milchsäure-bakterien	helfen bei der Bildung einer stabilen Darmflora, können so die Verdauung anregen und vor Darmkrebs schützen, wirken antimikrobiell und stärken die Abwehr, senken das LDL-Cholesterin	gesäuerte Milchprodukte, besonders probiotischer Joghurt, Sauerteigbrot, milchsaures Gemüse, z. B. Sauerkraut, Gurken, Sellerie

(Quelle: Watzl, B., Leitzmann, C.: Bioaktive Substanzen in Lebensmitteln)

Diese Liste ließe sich endlos fortsetzen. Weitere Informationen über die Inhaltsstoffe der einzelnen Gemüse- und Obstsorten und ihre Wirkung finden Sie im Rezeptteil. Jede Doppelseite ist einer bestimmten Sorte gewidmet – mit Rezepten und Informationen.

Pflanzenhormone gegen die Alterung?

Die Entdeckung, dass auch Pflanzen Hormone entwickeln, sorgte vor einigen Jahrzehnten für Aufsehen – mittlerweile sind »Phytohormone« in aller Munde. Die Pflanze entwickelt sie in ihren Blütenorganen, sie finden sich aber auch in Stielen, Wurzeln und vor allem in den Samen. Besonders reich an ihnen ist die Sojabohne. Sie scheint asiatische Frauen vor Wechseljahresbeschwerden zu schützen – allerdings nur als ganze Bohne, nicht als Tofu oder Extrakt. Und auch nur, wenn sie ein Leben lang gegessen wird.

Auch Bohnen, Leinsamen, Roggen, Kürbiskerne, Äpfel, Granatäpfel, Kirschen, Kohl, Zwiebel und Senf enthalten diese Substanzen. Hopfen sorgt in Bier für reichlich Hormone, Resveratrol aus roter Traubenschale in Rotwein und neuerdings hat man sogar in Whiskey diese weiblichen Substanzen entdeckt! Mittlerweile wird vermutet, dass noch viel mehr Lebensmittel eine östrogene Wirkung haben. Im Fokus stehen dabei Vanillin, Eugenol aus Nelken, Maltol aus Karamell, Zingerol aus Ingwer und Furaneol aus Erdbeeren!

Der absolute Knüller aber sind Propolis, Gelee Royal und Perga (fermentierte Blütenpollen) – alle aus Honig. Kein Wunder: Bienen sammeln ja die Pollen von der Blüte, die von Natur aus eine hohe Hormonkonzentration hat.

Asiaten nehmen täglich etwa 15 – 40 mg Phytoöstrogene auf, wir Europäer nur etwa 2 mg. Doch auch hier gibt es Unterschiede – je nach Ernährung: Vegetarier hatten einen 10-mal höheren Gehalt im Urin als Fleischesser.

Während am Anfang die Hormonwirkung im Mittelpunkt stand, hat sich der Blickwinkel inzwischen verändert: Forscher vermuten heute eher eine Zellschutz-Wirkung und setzen Soja gegen Alzheimer ein. Damit ist aber der Bogen zum Anti-Aging wiederhergestellt. Pflanzenhormone scheinen wie viele andere Bioaktivstoffe die Zellen vor Radikalen zu schützen – das heißt vor frühzeitiger Alterung.

Es kommt aufs Natürliche an

Zucker wird aus Zuckerrohr oder -rübe hergestellt, Weißmehl aus Weizenkörnern, Tofu aus Sojabohnen – doch durch die starke Bearbeitung hat das Endprodukt weder die Ballaststoffe noch die Bioaktivstoffe des natürlichen Ausgangsproduktes. Übrigens auch nicht die Vitamine und Mineralstoffe.

Und wenn wir die fehlenden Substanzen als Konzentrat zu uns nehmen? Als Bioaktivpille? Das funktioniert nicht. Mittlerweile gibt es Studien, die zeigen, dass es auch ein Zuviel an künstlich angereicherten Lebensmitteln gibt. Außerdem verlieren viele Naturprodukte beim Ver-arbeitungsprozess ihre nachweisliche Wirkung. Es ist scheinbar die Mischung im natürlichen Lebensmittel, die die magische Wirkung ausmacht. Es lohnt sich also immer, Gemüse, Getreide und Obst frisch zuzubereiten, wenn man in den Genuss aller wertvollen Stoffe kommen will.

Schließlich gibt es ein weiteres wichtiges Argument: Je künstlicher und konzentrierter unsere Ernährung in den letzten Jahrzehnten wurde, desto mehr nahm das Übergewicht zu!

Machen Bioaktivstoffe schlank?

Capsaicin, das Chili die Schärfe gibt, regt nicht nur die Verdauung an und schützt vor Magengeschwüren – es verhindert ein zu großes Ansteigen des Blutzuckerspiegels, fördert gleichzeitig die Fettverbrennung und den Energieverbrauch: Nach dem Essen wird einem buchstäblich heiß. Auch Gewürze mit ihren bioaktiven Inhaltsstoffen wie Ingwer, Meerrettich, Senf oder Currymischungen haben diese Wirkung: durch die Erhöhung der Körpertemperatur wird der Energieverbrauch angeheizt – ein Teil der Kalorien, die wir gerade getankt haben, werden vom Körper umgehend verheizt. Eine ähnliche Wirkung hat übrigens Eiweiß: Etwa 20 % seiner Energie wird bei der Verdauung verpulvert. Der Stoffwechsel wird angeregt, Fett kann sich gar nicht erst festsetzen.

Ballaststoffe schaffen es

Darüber hinaus spielt noch etwas anderes eine wichtige Rolle: Ballaststoffe, aber auch der Bioaktivstoff Phytinsäure in Hülsenfrüchten und Getreide bremsen den Anstieg des Blutzuckerspiegels nach dem Essen. Normalerweise werden Kohlenhydrate schnell verdaut, gehen als Zucker (Glucose) ins Blut, der Blutzuckerspiegel steigt. Das löst die Ausschüttung von Insulin aus – und Insulin holt nicht nur den Zucker aus dem Blut, sondern schleust ihn in die Zellen. Dort wird der Überschuss in Fett umgebaut, und schon bilden sich die gefürchteten Fettpolster.

Bioaktivstoffe in Lebensmitteln sorgen dafür, dass wir länger satt bleiben.

Ballaststoffe und Phytinsäure sorgen dafür, dass der Blutzuckerspiegel nicht so schnell steigt, weil sie die Verdauung von Kohlenhydraten bremsen. Folge: Wir sind viel länger satt, das Insulin hält sich zurück, und es wird gerade nur so viel Zucker in die Zellen geschleust, wie sie für ihre Arbeit brauchen. Die Fettzellen bleiben leer!

Den Bioaktiveffekt könnte man das auch nennen. Neben diesen sensationellen, neu entdeckten Stoffwechseleffekten gibt es noch ein paar andere handfeste Gründe, warum eine bioaktive Ernährung schlank macht.

Bioaktive Lebensmittel – niedrige Kaloriendichte

Gemüse und Obst bestehen vor allem aus – Wasser! Und zwar zu etwa 90 %. Das führt zu verblüffenden Vergleichen: Statt einer Pizza Salami könnten Sie sechs Kilo Tomaten essen. Oder statt einer Portion Pommes mit Mayo über ein Kilo Äpfel! Ein Stück Sahnetorte hat ebenso viel Kalorien wie zehn bis zwölf Salatgurken. Fragen Sie sich da noch, warum Vegetarier und Steinzeitmenschen keine Gewichtsprobleme haben und hatten?

Getreide, Hülsenfrüchte und Nüsse haben einen niedrigeren Wasseranteil als Gemüse und Obst und deshalb etwas mehr Kalorien. Doch beim Garen nehmen sie die verlorene Flüssigkeit teilweise wieder auf. Und sie enthalten jede Menge unverdaulicher Bestandteile – die Ballaststoffe. Also kein Vergleich mit den »Fertigprodukten«, die die Industrie für uns herstellt und die viele von uns gedankenlos konsumieren.

Das richtige Maß

Klar ist aber auch: Während Gemüse und Obst schier unbegrenzt gegessen werden dürfen, ohne Gewichtsprobleme zu verursachen, ist das richtige Maß bei Getreide, Hülsenfrüchten, Nüssen und Kernen wichtig. Wer abnehmen möchte, muss da schon aufpassen.

Bei meiner Arbeit als »Diät-Nanny« für die Zeitschrift »Frau von Heute« werte ich immer wieder Essprotokolle übergewichtiger Kandidaten aus. Und alle haben eines gemeinsam: Sie essen wenig bis gar kein Gemüse! Und wenn doch, dann als tiefgefrorenes Fertiggericht – und das wird leider meist begleitet von einem Fettkloß voller Gewürze und Aromastoffe, von dicken Saucen oder anderen Kalorienbomben. Ganz beliebt ist Gemüse bei den Kandidaten aber auch roh als Knabberei. Das fand ich zunächst ganz toll, bis ich bemerkte, dass sie es zusätzlich aßen – so wie man eine Medizin nimmt. Sie hatten nicht das Gefühl, eine Mahlzeit zu genießen, sondern beruhigten damit nur ihr Gewissen – und aßen im Übrigen weiter wie zuvor. Vielleicht auch, weil ihnen zu Gemüse nicht so viel einfiel. Gesünder wird man durch das Knabbern von rohem Obst und Gemüse schon – aber dünner nur, wenn man das Gemüse auch in einen fettarmen Speiseplan einbaut.

»Five a day« wirkt Wunder

Einige Studien beweisen tatsächlich: Bei den empfohlenen fünf Portionen Obst und Gemüse am Tag verloren die Kandidaten durchschnittlich zwölf Pfund pro Jahr. Aßen sie nur drei Portionen, nahmen sie nur noch fünf Pfund ab! Eine durchschlagende Wirkung hatten vier bis sechs Portionen Gemüse und fünf bis sieben Portionen Obst in einer anderen Studie auf zu hohen Blutdruck: Er sank drastisch – das schont Herz und Blutgefäße. »Fünf am Tag« senkt das Risiko für Herz-Kreislauf-Erkrankungen und Diabetes um 25 %! Sie schlagen also viele Fliegen mit einer Klappe, wenn Sie beginnen, bioaktiv zu essen!

Ist der Magen voll, sind wir satt

Sättigung ist ein komplizierter Vorgang. Es spielt dabei nicht nur der Blutzuckerspiegel eine Rolle, sondern auch die Magenfüllung. Wir haben innere Fühler, die bei Dehnung der Magenwand signalisieren: Nichts geht mehr, der Magen ist voll. Wenn wir voluminöse Nahrung zu uns nehmen, dann ist dieser Zustand schnell erreicht.

Als wir die bioaktiven Rezepte für dieses Buch ausprobierten, waren wir völlig baff über die Größe der Portionen! Mit anderen Worten: Eine bioaktive Ernährung macht auch immer satt. Und weil unser Verdauungssystem viel Arbeit damit hat, hält die Sättigung auch lange an. Der Blutzuckerspiegel steigt nämlich nur langsam an und bleibt auch länger oben, wenn die Nahrung langsam verdaut wird.

Eine flotte Verdauung

Sicher kennen Sie den Ausdruck: guter und schlechter Futterverwerter. Erstere verwerten wirklich jede Kalorie aus dem Essen und speichern sie – saugen also die Energie förmlich auf. Dieser Typ hatte in Zeiten von Mangel und Hunger die besten Chancen zu überleben, weil er auch mit wenig Nahrung auskam. Doch heute hat genau dieser gute Futterverwerter Schwierigkeiten mit dem Überangebot. Sein Körper tut so, als müsse er für schlechte Zeiten vorbeugen. Und speichert Fettreserven ohne Ende!

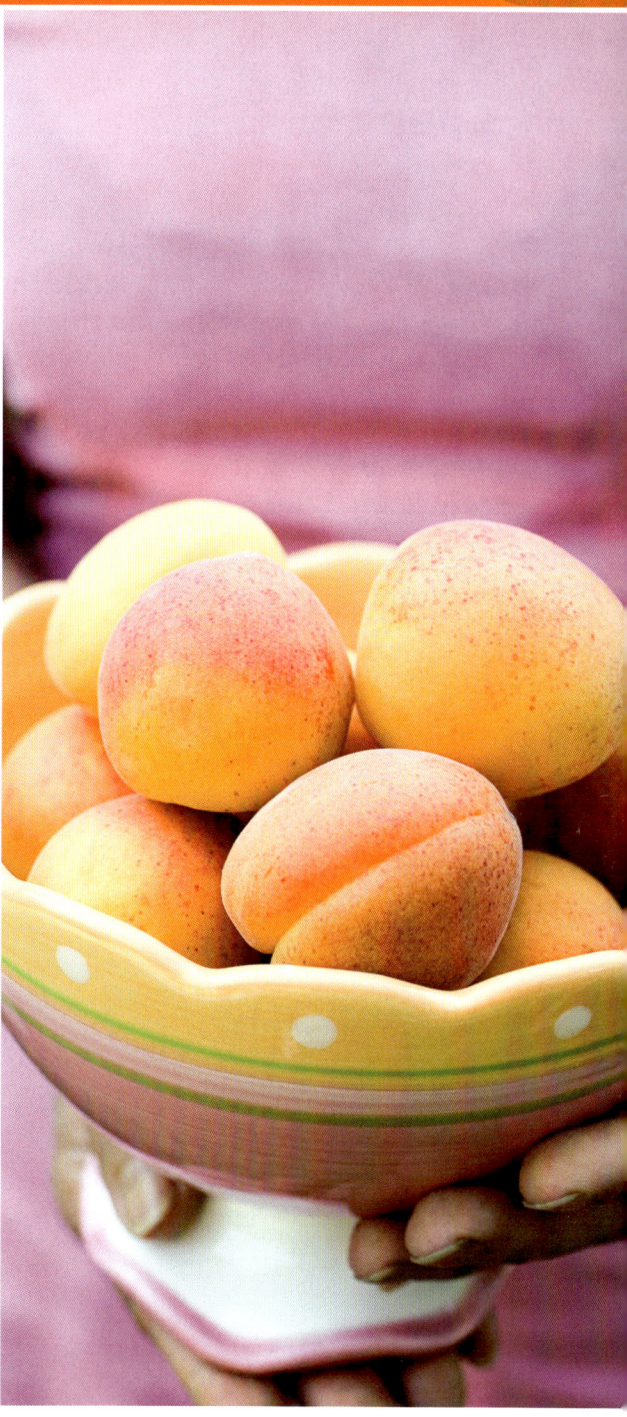

Wer fünf Portionen Obst und Gemüse am Tag isst, ernährt sich gesund und baut erwiesenermaßen Übergewicht ab.

Die Darmflora

Doch was ist die Ursache für diese unterschiedliche Verwertung der Nahrung? Forscher machten in den letzten Jahren sensationelle Entdeckungen: Die Darmflora, also die Besiedelung mit Bakterien, ist bei übergewichtigen Menschen grundsätzlich anders als bei schlanken! Es ist noch zu früh, um daraus ganz konkrete Maßnahmen abzuleiten. Aber Fakt ist: Eine zügige Verdauung gibt dem Darm weniger Chancen, jede Kalorie zu verwerten. Aber wie kann man die Verdauung auf Trab bringen? Auch hier leisten Bioaktivstoffe Erstaunliches: Ballaststoffe quellen und beschleunigen dadurch die »Darmpassage«.

Was fördert die Verdauung?

Entscheidend ist dabei, dass ausreichend getrunken wird. Denn sonst quellen die Ballaststoffe so, dass sie wie ein Pfropfen den Darm blockieren – es kommt buchstäblich zur Verstopfung. Übrigens sorgt auch Bewegung dafür, dass der Darm schneller arbeitet.

Einen weiteren Durchbruch brachte die Entwicklung von probiotischen Bakterien in Joghurts. Als probiotisch bezeichnet man Bakterienstämme, die lebend den Darm erreichen und dort für eine gesunde Flora sorgen. Die Wirkung ist aber immer nur für einen konkreten Bakterienstamm nachgewiesen. Milchsäurebakterien gehören zu den Bioaktivstoffen und haben grundsätzlich eine positive Wirkung auf die Abwehrkräfte, sie wirken gegen Pilze und gleichen den

Cholesterinspiegel aus. Die probiotischen Bakterien bestimmter Stämme wirken noch intensiver und gezielter. Für eine spezielle Bifiduskultur konnte nachgewiesen werden, dass sie die Verdauungszeit im Dickdarm verkürzt.

Diese probiotischen Bakterien werden z. B. in der Joghurtherstellung verwendet. Sind diese Produkte zuckerreduziert, eignen sie sich wunderbar als Diätprodukt, z. B. als Nachtisch oder zum Frühstück. Besonders für Menschen, die keine Esspausen von vier bis fünf Stunden durchhalten, kann dieser Joghurt zwischendurch den Hunger bremsen und gleichzeitig die Entschlackung unterstützen. Als eiweißreiches Lebensmittel kurbelt er darüber hinaus den Stoffwechsel an. Weitere Informationen zu probiotischen Milchprodukten finden Sie auf den Seiten 58 und 59.

Ist Bio bioaktiver?

Biologisch kontrollierte Lebensmittel unterliegen strengen Vorschriften, die z. B. den Einsatz von Pestiziden verbieten. Bei Zitrusfrüchten ist das Behandeln der Schale verboten, Äpfel werden nicht gewachst. Weil in der bioaktiven Küche Gemüse und Obst möglichst mit Schale verwendet wird, ist das sehr positiv. Auch bei Vollkornprodukten spielt ja die äußerste Schicht des Korns eine wichtige Rolle. Wenn der Anteil an Gemüse, Obst und Getreide in der täglichen Ernährung wächst, wird die Rückstandsfreiheit entsprechend wichtiger. Das spricht also für Bioprodukte. Dass Biolebensmittel einen höheren Gehalt an

Bioaktivstoffen enthalten, ist allerdings bisher nicht nachgewiesen worden. In der Bundesforschungsanstalt für Ernährung erforscht Dr. Bernhard Watzl intensiv die Unterschiede zwischen konventionell und biologisch produzierten Äpfeln – bisher gibt es keine eindeutigen Ergebnisse.

Es bleibt Ihrer Entscheidung
und Ihren Einkaufsmöglichkeiten
überlassen, in welchem Maße Sie
Bioware verwenden.

Ob Süßigkeiten und Snacks biologisch produziert sind oder nicht, spielt für ihren Gesundheitswert keine Rolle: Für das Bioaktivprogramm sind sie in jedem Fall ungeeignet.

Wie koche ich bioaktiv?

Bioaktive Substanzen verhalten sich unterschiedlich – ähnlich wie Vitamine. Manche leiden unter Hitze – also beim Kochen und Braten. Bei anderen sinkt die Wirkung, wenn Sie Luftsauerstoff ausgesetzt werden, wieder andere leiden unter Lichteinwirkung. In der Regel sind sie aber stabiler als Vitamine. Ausnahme sind die probiotischen Bakterienstämme. Sie sollten in jedem Fall roh gegessen werden. Auslaugverluste durch Wässern, Kochen in viel Flüssigkeit oder zu langes Waschen sollten Sie vermeiden – es sei denn, das Kochwasser wird wie bei Suppen mitgegessen. Ballaststoffe sind stabil,

sollten aber auch nicht zu lange gegart werden. Wenn der Blumenkohl wie Pudding auf der Zunge liegt, hat er natürlich weniger Ballaststoffe als der mit Biss. Er ist quasi vorverdaut und macht nicht so lange satt. Andere Bioaktivstoffe wie das Lycopin in Tomaten dagegen sind für den Körper sogar besser verwertbar, wenn sie bis zur Konzentration eingekocht worden sind. Hauptsache, das Ausgangsprodukt enthält das Optimum an wertvollen Substanzen.

Studien zur Nährwertdichte unserer Lebensmittel

Immer wieder geistert die Botschaft durch die Medien, Lebensmittel heute seien ärmer an wertvollen Inhaltsstoffen. Das dient häufig zur Rechtfertigung für Präparate und Anreicherungen. Doch eine Analyse bestehender Studien der DGE (Deutsche Gesellschaft für Ernährung) wies nach, dass die Nährwertdichte an Mineralstoffen und Vitaminen gleich geblieben oder sogar gestiegen ist. Denn im Gegensatz zu früheren Zeiten, wo Böden durch intensive Bewirtschaftung häufig ausgelaugt waren, werden heute Bodenproben vom Acker via Satellit analysiert und entsprechende Düngung vorgenommen. Einen Mangel würde man außerdem den Lebensmitteln deutlich ansehen – sie wären unverkäuflich. Tatsächlich gibt es Mangelversorgung immer nur da, wo sich Menschen falsch ernähren und eben zu wenig Gemüse, Obst und Vollkorn essen.

Generell gilt also: Verwenden Sie frische, reife Lebensmittel der Saison. Essen Sie einen Teil roh, einen Teil gegart – dann können Sie nichts falsch machen. Um Ihnen das zu erleichtern, habe ich zu allen Gemüsesorten unterschiedliche bioaktive Rezepte entwickelt, kalte und warme Varianten, zum Mitnehmen oder sogar für den Vorrat.

Gemüse und Obst vorbereiten

Beim Vorbereiten und Kochen sollten Sie Folgendes beachten: Verarbeiten Sie Gemüse und Obst so weit wie möglich mit der Schale bzw. den Außenblättern, denn dort sind die meisten Bioaktivstoffe enthalten. Mit einer groben Bürste lassen sich unebene, feste Sorten am besten säubern.
Glatte Oberflächen mit einem Tuch abreiben – das entfernt unerwünschte Rückstände aus der Luft.
Ist die Schale sehr grob, mit einem Stahlschwämmchen abrubbeln – das löst nur die oberste Schalenschicht und schont die bioaktiven Randzonen.
Wenn das bei knubbeligem Wintergemüse alles nicht reicht, benutzen Sie den Spar- bzw. Kippschäler – er entfernt die Schale so sparsam wie möglich.

Obst und Gemüse immer vor dem Putzen, Schälen und Zerkleinern waschen – am besten kurz in stehendem Wasser. Pilze und Beeren können Sie nur mit Papiertüchern reinigen.
Vermeiden Sie »Ausschwemm-Effekte«, also Garen in viel Wasser, das nachher weggeschüttet wird. Besser sind schonende Garmethoden wie Dünsten, Braten im Wok, Dämpfen oder Kochen in wenig Flüssigkeit, die dann im Idealfall noch weiterverwendet wird für Saucen oder zum Quellen.
Frische Zutaten nicht geputzt und kleingeschnitten bei Zimmertemperatur stehen lassen, auch dabei gehen viele wertvolle Inhaltsstoffe verloren. Wenn aus Zeitgründen mal etwas vorbereitet werden muss, alles in dichtschließenden Boxen im Kühlschrank aufbewahren.
Fertige Gerichte nicht unnötig lang warm halten. Lieber herunterkühlen, kühl lagern und kurz wieder erhitzen.
Die Vorratssuppen (Seite 88 – 89) können Sie im Kühlschrank lagern und jeweils nur eine einzelne Portion entnehmen und erhitzen.
Für längere Haltbarkeit Gerichte frostsicher verpackt einfrieren und entweder im Topf oder in der Mikrowelle wieder auftauen und erhitzen.

Der bioaktive Vorrat

Wer gesund kochen will, braucht hervorragende Zutaten. Frische Lebensmittel wie Obst und Gemüse lassen sich nicht lange lagern. Sie werden sie mindestens zweimal in der Woche frisch kaufen müssen. Es gibt allerdings ein paar Ausnahmen, die sich länger halten: Kartoffeln, Knoblauch und Zwiebeln bleiben etwa zwei Wochen frisch, Kürbis mehrere Wochen, Möhren, Knollensellerie, Rote Bete und Weiß- und Rotkohl etwa eine Woche. Ideal ist es, wenn Sie für Blattgemüse ein Kellerfach im Kühlschrank haben. Sonst das Gemüsefach nutzen. Tomaten, Paprika, Gurke, Auberginen und Zucchini bei Zimmertemperatur aufbewahren. Auch wichtig: Das Laub von Möhren, Kohlrabi, Knollensellerie, Roter Bete und Blumenkohl entfernen – es entzieht der Knolle oder Wurzel Feuchtigkeit und Kraft, weil die Blätter ihre Energie daraus ziehen.

Möchten Sie die wertvollen Blätter mitverwerten, lagern Sie diese getrennt in dichten Zipptüten im Kühlschrank. Die meisten Obstsorten sind dagegen bei Zimmertemperatur am besten aufgehoben – abgesehen von Beeren und Kirschen: Diese bleiben im Kühlschrank frischer.

Das Dinkel aktiv-Brot: Perfekt kombinierte Zutaten ergeben ein bioaktives Brot, das gut verträglich ist und lange satt macht.

Nicht zu jeder Mahlzeit ist es möglich zu kochen, manchmal reicht die Zeit nicht einmal für einen Salat. Außerdem gehören Brotmahlzeiten zu unserer Esskultur – ganz ohne wird kaum einer leben können. Da hilft es, ein Brot zu haben, das reich an Bioaktivstoffen ist, lange sättigt und den Blutzuckerspiegel nicht explodieren lässt. Sie finden zwei Rezepte zum Selberbacken in diesem Buch (Seite 63 und 64).
Der Clou: Maßgeschneidert zur Diät, bieten ausgewählte Bäckereien ein Dinkel aktiv-Brot an. Seine Bestandteile sind reich an Bioaktivstoffen und Fatburnern:
Dinkelvollkorn: Dinkel ist der Urweizen und wird oft besser vertragen als Weizen. Als Vollkorn liefert er Phytate, die länger satt machen, weil sie langsam verdaut werden; außerdem senken sie den Cholesterinspie-

gel. Reichlich Ballaststoffe regen die Verdauung an.
Sauerteig: Milchsäurebakterien sind verantwortlich für die Gärung des Teiges, senken den pH-Wert und machen das Brot haltbarer, saftig und noch besser verträglich.
Apfel: 100 g Apfel mit Schale enthalten Bioaktivstoffe (Polyphenole, vor allem Quercetin), deren antioxidatives Potenzial dem von 1500 mg Vitamin C entspricht. Enthalten sind jedoch nur etwa 6 – 20 mg reines Vitamin C! Die Aktivität in der Schale ist 2 – 6-mal höher als die im Inneren. Deshalb werden genau diese wertvollen Apfelkomponenten im Brot eingesetzt.
Molke: Entsteht bei der Herstellung von Käse und enthält kein Fett, dafür aber konzentriertes Eiweiß mit einer extrem hohen biologischen Wertigkeit. Das macht Molke zum gesunden Fatburner.

Bioaktive Power durch Kräuter und Gewürze

Gewürze, Kräuter und aromatische Zutaten spielen beim Bioaktivprogramm eine große Rolle. Sie wirken nicht nur als Fatburner, sondern sind selbst potente Lieferanten von Bioaktivstoffen. Sie sind außerdem dafür verantwortlich, dass die Gerichte bestens vertragen werden, weil sie auf natürliche Weise die Verdauung anregen. Außerdem sorgen sie dafür, dass das Bioaktivprogramm nicht nur guttut, sondern auch sensationell schmeckt. Vielleicht müssen Sie Ihre Vorräte ein bisschen aufstocken. Auch hier gilt: Kleine Mengen erhalten das Aroma.

Gewürze sind empfindlich

Gewürze am besten in Lichtschutzgläsern kühl aufbewahren – also nicht gerade über dem Herd. Kräuter auf keinen Fall wie Blumen in die Vase stellen: Ihr Stoffwechsel läuft weiter, sie welken und ihr Nährwertgehalt fällt in den Keller. In dichtschließenden Boxen oder Zipptüten im Kühlschrank bleiben sie dagegen tagelang knackfrisch.

Töpfe auf dem Fensterbrett

Optimal ist es, einige Kräuter selbst zu ziehen. Gerade Mittelmeerkräuter wie Basilikum, Salbei, Rosmarin oder Thymian sind sehr dekorativ und wachsen auch im Topf auf der Fensterbank. Aber auch Petersilie, Koriander, Dill und Schnittlauch sind pflegeleicht. Sie werden sich wundern, wie gut es bald im Zimmer riecht! Rosmarin, Salbei, Thymian und Oregano sind auch getrocknet eine gute Alternative. Basilikum hält sich am besten püriert in Öl – als Pesto ohne Käse und Nüsse. Petersilie und Dill lassen sich gut einfrieren.

Exoten wie Kaffirblätter, Zitronengras, Peperoni und Ingwer halten sich etwa zwei Wochen im Kühlschrank. Bei größeren Einkäufen im Asienladen lieber den Vorrat einfrieren. Oder auf getrocknete Produkte zurückgreifen – die sind allerdings in der Regel nicht ganz so aromatisch. Die meisten Gewürze sind auch getrocknet erhältlich, manche gibt es eingelegt: grüner Pfeffer, Knoblauch oder pikante Chilischoten.

Immer frisch verwenden

Wichtig: Mahlen oder mörsern Sie Gewürze immer frisch, sonst verfliegt der größte Teil der Wirksubstanzen. Pfeffer, aber auch getrocknete Chilischoten oder Ingwer, Koriander oder Piment, Fenchel und Kreuzkümmel heben Sie am besten gleich in einer Mühle auf. Muskatnuss unbedingt frisch reiben! Achten Sie beim Einkauf darauf, dass wirklich nur das reine Gewürz ohne Zusätze oder gar Aromastoffe enthalten ist: Mischen können Sie selbst. Nur so lernen Sie die unterschiedlichen Geschmacksnoten kennen. Übrigens: Viele Gewürze wie Kreuzkümmel, Koriander oder Fenchel schmecken intensiver, wenn sie vorher kurz trocken geröstet werden und dann erst in die Mühle kommen.

Kräuter & Gewürze und ihre bioaktive Wirkung

In dieser Aufstellung finden Sie 37 Kräuter und Gewürze in alphabetischer Reihenfolge mit einer kurzen Beschreibung der bioaktiven Inhaltsstoffe und ihrer Wirkung sowie Tipps, wozu das jeweilige Gewürz oder Kraut besonders gut passt.

Pflanze	Inhaltsstoffe	Wirkung	Passt zu …
Bärlauch (frisch)	äth. Öl mit Allicin, schwefelhaltige Verbindungen	gegen Blähungen	Quarkgerichten, Salaten, Suppen, Gemüse, Eierspeisen
Basilikum (frisch)	ätherisches Öl mit Estragol; Gerbstoffe, Saponine	beruhigend, magenstärkend, appetitanregend	Tomaten, Salat, Zwiebeln, Öl oder Saucen für Fleisch und Geflügel
Chili (frisch o. Pulver)	Capsaicin	regt Durchblutung, Kreislauf und Magensaftsekretion an	exotischen Gerichten, Currys und Eintöpfen
Curry (Pulver)	ätherisches Öl, Bitter- und Farbstoffe	desinfizierend, fördert Verdauung und Gallenfluss	Reisgerichten, Lamm, Geflügel, Fisch, Eierspeisen, Gemüse
Dill (frisch)	ätherisches Öl mit Limonen, Kalium	gegen Blähungen, harntreibend, desinfizierend	Salat, Quark, Fisch, mildem Gemüse, Suppen
Estragon (frisch)	äth. Öl mit Estragol und Terpenen, Gerb- und Bitterstoffe	appetitanregend, vedauungsfördernd	Salaten, kaltem Fleisch, Kräuterquark, Eiern, Fisch
Ingwer (frisch)	ätherische Öle mit Zingiberol, Scharfstoffe	anregend auf Verdauung und Darmfunktion, gegen Übelkeit	süßsauren Gerichten, Früchten, Fisch und Fleisch
Kaffirblätter (frisch)	ätherisches Öl mit Citronella, Limonen	beruhigend, krampflösend	allem aus der asiatischen Küche
Kerbel (frisch)	äth. Öl mit Estragol, Bitterstoffe	stoffwechselanregend	Suppen, Grillfleisch, Kräutersaucen und -quark
Knoblauch (frisch)	schwefelhaltige Verbindungen, ätherisches Öl mit Alliin, Allicin	senkt Blutdruck und Cholesterinspiegel	allen asiatischen, indischen Gerichten, Fleisch, Wild, Fisch, Quark und Gemüse

Kräuter & Gewürze und ihre bioaktive Wirkung

Pflanze	Inhaltsstoffe	Wirkung	Passt zu …
Kresse (frisch)	Senföle, Bitterstoffe, Vitamin C	antibiotisch, belebt den Kreislauf	Salaten, Quark-, Käse- oder Butterbroten, Kräutersaucen
Kurkuma (Pulver)	ätherische Öle, Farbstoff Kumarin, Bitterstoffe	antibakteriell, entzündungshemmend	Suppenhuhn, Eierspeisen, Senfsaucen
Kreuzkümmel (getrocknet)	ätherisches Öl mit Cuminal	entwässernd, beruhigend, verdauungsfördernd	Currygerichten, Käsespezialitäten, Suppen
Kümmel (getrocknet)	ätherisches Öl mit Limonen, Flavonoide	gegen Appetitlosigkeit, krampflösend, macht schwere Speisen verträglicher	Krautgerichten, Gebäck, Schweinebraten, Eintopf, Kartoffeln, Bohnen, Brot
Liebstöckel (frisch)	ätherisches Öl, Kumarin	entwässernd, krampflösend, magenstärkend, appetitanregend	Bohnen-, Kartoffelsuppe, Eintöpfen, Fleisch- und Fischrouladen, Saucen
Lorbeer (frisch o. getrocknet)	ätherisches Öl mit Cineol, Bitterstoffe	verdauungsanregend, verbessert den Gallenfluss	Fleischbrühen, Rahmsauce, Fischmarinaden, Wild, Sauerbraten, Sauerkraut
Majoran (frisch)	ätherisches Öl mit Terpinen, Bitterstoffe, Kalzium	krampflösend, verdauungsfördernd, macht fette Speisen verträglicher	Schweinebraten, Pasteten, Gemüsesuppen, Kartoffelgerichten
Meerrettich (Paste)	Senföle, Glucosinolate, Vitamin C	antibiotisch, harnwegsdesinfizierend, schleimlösend	Rindfleisch, Saucen, Tomaten, Roastbeef, Lachs, Huhn, Eiern, Roter Bete, Kartoffelsalat
Nelken (getrocknet)	ätherisches Öl mit Eugenol, Gerbstoffe	schmerzstillend, desinfizierend, regt den Darm an	Wild, Fischmarinaden, Schweinebraten, Rot- und Sauerkraut, Currys
Paprika (Pulver)	Capsaicin, Flavonoide	fördert Durchblutung, Verdauung und Darmtätigkeit	Hackbraten, Saucen, Eierspeisen, Huhn, Frischkäsezubereitungen
Petersilie (frisch)	ätherisches Öl, Apiin, Vitamin C	regt die Nierentätigkeit an	Saucen, Kräuterbutter, Salaten, Eierspeisen, Quarkspeisen

Pflanze	Inhaltsstoffe	Wirkung	Passt zu ...
Pfeffer (Pulver)	ätherisches Öl, Scharfstoff Piperin	hilft bei Magen-Darm-Störungen	Schwein, Rind, Lamm, Fisch, Suppen, Eierspeisen, Saucen
Pfefferminze (frisch)	Menthol	Gegen Husten, Völlegefühl und Gallenbeschwerden	süßen und salzigen Gerichten, Tee, Joghurt, Möhren
Piment (getrocknet)	ätherische Öle, Gerbstoffe	verdauungsanregend	Fleisch, Gemüse, Marinaden, Saucen, Fisch
Pul Biber (getrocknet)	Capsaicin, Flavonoide	fördert die Verdauung und Durchblutung	türkischer Küche
Rosmarin (frisch)	ätherisches Öl, Bitterstoffe, Gerbstoffe, Flavonoide	appetitanregend	Bratkartoffeln, Wild, Pilzen, Eintöpfen, dunklen Saucen
Safran (getrocknet)	Farbstoffe, Bitterstoffe, äth. Öl	gegen Husten und Schlaflosigkeit	Reisgerichten, Fisch, Lamm, Muscheln, Süßem
Salbei (frisch)	ätherisches Öl, Harze, Gerbstoffe, Bitterstoffe	gegen Schwitzen und bei HNO-Erkrankungen	fettem Fleisch, Bratkartoffeln, Leber
Sesam (getrocknet)	Sesamöl, Vitamin E	regt den Gallenfluss an	Salatöl, Brötchen, Brot, Gemüse
Schnittlauch (frisch)	Senföle, Saponine	desinfizierend, harntreibend, verdauungsfördernd	Suppen, Sauerrahm, Kartoffeln, Quark, Eierspeisen
Senf (Paste)	Senföl, Glucosinolate	gegen Verstopfung und Erkältung	Fleisch, Fisch, Saucen, Eier, Rohkost, Dressings
Sternanis (getrocknet)	ätherisches Öl	appetitanregend, gegen Blähungen	Süßwaren, Gebäck, Punch, chinesischer Küche
Thymian (frisch)	äth. Öl, Gerbstoffe, Flavonoide	gegen Erkältungen, verdauungsfördernd	Suppen, Gemüse, Fisch, Eintopf, Fleisch, Wurst
Wacholderbeeren (getrocknet)	ätherisches Öl, Flavonoide, Gerbstoffe	entwässernd, appetitanregend	Sauerkraut, Wild, Marinaden
Zimt (Pulver)	ätherisches Öl, Gerbstoffe	appetitanregend, gegen Blähungen und Durchfall	Süßspeisen, Gulasch, Punch
Zitronenmelisse (frisch)	Bitter- und Gerbstoffe, Melissenöl	krampflösend, beruhigend	Salatsaucen, Obst, Currys, Quark, Suppen, Reis, Omelett
Zitrusschale (frisch)	Bioflavonoide, Limonen	antioxidativ, antikanzerogen	Quarkspeisen und Gemüsegerichten

3

Biorhythmus und Aktivität

Gewicht und Vitalität werden nicht nur von unserer Ernährung geprägt, sondern vom gesamten Lebensstil. Eine Schlüsselrolle spielt dabei der Biorhythmus, der den Stoffwechsel reguliert. Dazu gehören unsere Schlafdauer und der Grad unserer körperlichen Aktivität.

Unsere innere Uhr

Was ist das eigentlich, der Biorhythmus? Die Biologen sagen: ein periodisch ablaufender Vorgang, der ursprünglich an regelmäßige Signale der Umwelt – also »Zeitgeber« – gebunden war, vor allem an das Tageslicht. Im Laufe der Entwicklung haben sich die Vorgänge verselbständigt. Sie werden von unserer inneren Uhr gesteuert und sind nicht mehr vom Bewusstsein zu beeinflussen – sie sind vom vegetativen Nervensystem abhängig. Gerade »circadiane«, also sich innerhalb eines Tages wiederholende Vorgänge, betreffen besonders unser Verdauungssystem: Unsere Fähigkeit, Kohlenhydrate als Glykogen im Muskel zu speichern, ist zwischen 9 und 10 Uhr am höchsten. Deshalb ist es sinnvoll, vormittags kohlenhydratreich zu essen. Unsere Harnproduktion ist am späten Vormittag am aktivsten – deshalb müssen wir vormittags am häufigsten auf die Toilette. Und erst wenn der Magen nachts geleert ist, kann sich der Darm auf die Verdauung konzentrieren.

Der »entrhythmisierte Alltag« ist für unseren Körper ein Megastress. Geben Sie ihm Struktur und Pausen.

Auch die Körpertemperatur unterliegt diesen Regeln: Sie steigt morgens an, erreicht abends ihren Höhepunkt, um dann nachts auf ein Minimum zu sinken. Leptin, ein Hormon, das in den Fettzellen gebildet wird und den Hunger mitreguliert, hat seinen Höchststand im Blut, wenn die Körpertemperatur am niedrigsten ist – deshalb bekommen wir wahrscheinlich während der langen Nachtruhe keinen Hunger.

Das 24-Stunden-Experiment

Professor Aschoff von der Max-Planck-Gesellschaft führte einen Versuch durch, um herauszufinden, ob der Mensch durch äußere Zeitgeber an einen 24-Stunden-Rhythmus gewöhnt ist oder nach einer inneren Uhr tickt. Die Studienteilnehmer lebten völlig isoliert von der Außenwelt in einem Bunker. Nach einiger Zeit kristallisierte sich bei ihnen ein 25-Stunden-Takt heraus – es gab aber auch Ausreißer bei den Tag-Nacht-Einheiten, die nur zehn Stunden dauerten oder sich auf 35 Stunden ausdehnten. Immer aber waren sie zwei Drittel der Zeit wach, ein Drittel schliefen sie. Ihre Körpertemperatur verlief im gleichen Rhythmus. Das entspricht also ungefähr der durchschnittlichen Schlafdauer eines Erwachsenen.

Die zweite Überraschung: Sie aßen alle regelmäßig – meist dreimal in der Wachphase, manche auch nur zweimal. Allerdings mussten sie die Lebensmittel, die sie haben wollten, über eine Schleuse bestellen. Einige Zeit später erfolgte die Lieferung – den überfüllten Kühlschrank oder die Verlockungen des Supermarktes gab es nicht. Die Teilnehmer der Studie verließen sich allein auf ihr natürliches Hunger- und Sättigungsgefühl. Und die Folgen davon: keiner der Teilnehmer nahm zu!

Auch der nächtliche Schlaf unterliegt dem Biorhythmus. Nachts sinkt die Körpertemperatur, dadurch steigt der Anteil eines Hormons, das unter anderem den Hunger regelt. Dieses System führt wahrscheinlich dazu, dass wir die Nacht ohne Hunger überstehen.

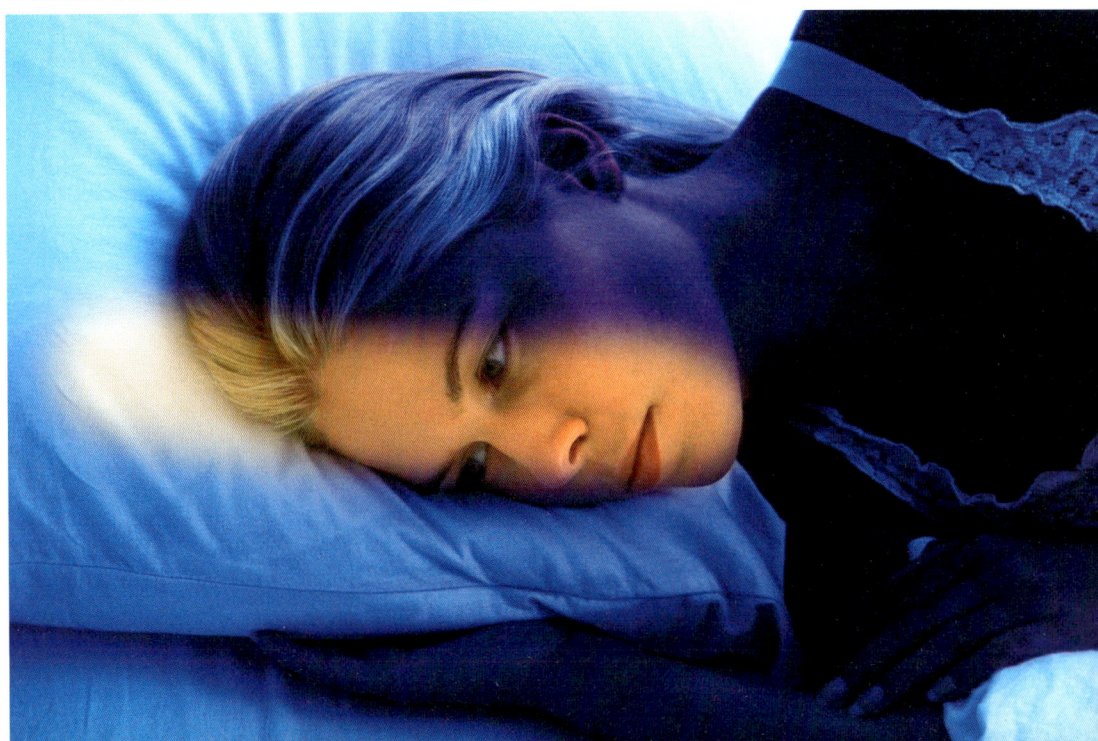

Gibt es einen natürlichen Essrhythmus?

Das Max-Planck-Experiment ergab: ja. Während unserer aktiven Phase scheinen die traditionellen drei Hauptmahlzeiten unserer inneren Uhr zu entsprechen. Manchmal reichen auch zwei Mahlzeiten. Eigentlich ganz verständlich: Schließlich gab es früher keinen Kiosk an jeder Ecke – es musste erst gejagt, gesammelt und ein Feuer gemacht werden, bevor es etwas zu kauen gab.

Hunger stellt sich nach vier bis fünf Stunden ein

Der Abstand zwischen den Mahlzeiten sollte entsprechend der Tagesdauer vier bis fünf Stunden betragen. Dann werden wir normalerweise hungrig – selbst wenn wir es im modernen Leben oft gar nicht so weit kommen lassen. Studien in Deutschland, Großbritannien und Belgien fanden heraus, dass tatsächlich die meisten Menschen immer noch diesen Rhythmus von drei Mahlzeiten bevorzugen. Sie »grasen« nur, wenn äußere Umstände sie dazu zwingen. Wer dauerhaft gegen seinen natürlichen Biorhythmus lebt, bei dem sinkt nachweislich zunächst die Stimmung und langfristig die Leistungsfähigkeit. Ein Teufelskreis, denn »Frustesser« werden dann erst recht gegen ihre innere Uhr schmausen, die ja aus dem Takt gekommen ist. Und das meist nicht mit bioaktivem Obst und Gemüse, sondern mit Snacks, die eine niedrige Nährwertdichte haben. Es passiert das Gleiche wie bei Jetlag oder Schichtarbeit: Die innere Stimme verstummt – wir verlieren unseren gesunden Essinstinkt.

Die Nacht zum Tag machen?

Dank des elektrischen Lichts und der modernen Medien entkoppelt sich unser Tagesrhythmus vom Sonnenlicht – wir werden zunehmend zu Nachtmenschen. Das hat Konsequenzen für unser Essverhalten.

In Japan wurden Studien gemacht, die den Zusammenhang zwischen Essenszeiten und -mengen untersuchten. Eine Gruppe von Studenten führte drei Wochen ein »normales«, also am Tageslicht orientiertes Leben, danach ein nachtbetontes Leben. Dabei durften sie bis 8.30 Uhr schlafen, kamen aber erst um 1.30 Uhr ins Bett – also ein Rhythmus, der für junge Leute zunehmend die Norm ist. Die Besonderheit: Sie sollten ebenso viel essen wie beim normalen Tagesablauf – aber mindestens die Hälfte davon nach 19.30 Uhr. Die Verschiebung der Tagesaktivität hatte deutliche Konsequenzen fürs Essverhalten: Die Abendmenschen ersetzten das Abendessen durch viele kleine Mahlzeiten: Sie begannen abends zu snacken! Entsprechend stieg ihr Leptinspiegel nachts nicht so an wie bei den »Morgenmenschen« – und das erhöht das Risiko, übergewichtig zu werden. Doch nicht nur der Leptinspiegel änderte sich – auch das Insulin spielte verrückt. Die Nachtmenschen hatten die ganze Nacht mehr Insulin im Blut als die Tagmenschen. Am Ende der Versuchszeit war die Insulinausschüttung völlig durcheinander. Selbst nach einer Mahlzeit wurde nicht mehr ausreichend Insulin gebildet – die Vorstufe zum Diabetes war erreicht. Nach Beendigung des Experiments verschwanden diese Symptome wieder. Die Forscher schlossen daraus: spät abends größere Mengen zu essen kann dick machen. Wir sollten uns also nicht ganz von unserem natürlichen Biorhythmus abkoppeln.

Besser fürs Gewicht und Befinden: eine leichte Mahlzeit am Abend statt vieler Snacks.

Schlaf ist wichtig

Ungefähr sieben Stunden schlafen wir im Durchschnitt – ältere Menschen weniger, jüngere mehr. Zwischen sechs und zehn Stunden gelten als normal, fürs Gewicht scheinen beim Erwachsenen acht Stunden optimal. Wer zu wenig schläft, hat ein höheres Risiko, übergewichtig zu werden (siehe Seite 16). Vor allem bei Kindern waren die Ergebnisse alarmierend.

Morgen- und Abendmenschen

Innerhalb eines allgemeinen, circadianen Rhythmus gibt es individuelle Unterschiede. Es gibt sie wirklich, die Lerchen, die morgens fit sind, und die Eulen, die abends zur Hochform auflaufen. Das lässt sich durch Messen der Körpertemperatur wissenschaftlich nachweisen:

Nachtmenschen erreichen ihre abendliche Tageshöchsttemperatur ein bis zwei Stunden später als Morgentypen. Die Unterschiede sind genetisch bedingt, und eines dieser Gene hat man bereits gefunden. Aber das ist nicht der einzige Unterschied: Die Lerchen verfügen über einen sehr stabilen, circadianen Rhythmus, der sich alle 24 Stunden wiederholt. Die Eulen haben einen längeren Biorhythmus und sind vor allem flexibler, also auch störbarer. Untersuchungen ergaben, dass Nachtmenschen für Nachtarbeit eher ungeeignet sind, weil das ihre innere Uhr aus dem Takt bringt – die Morgenmenschen laufen da stabiler. Tröstlich: Nachtmenschen können sich in einem gewissen Rahmen an einen früheren Rhythmus anpassen. Ausreichend Aufenthalt am Tageslicht und ein regelmäßiger, strukturierter Tagesablauf, also auch feste Mahlzeiten, helfen dabei. Außerdem verschiebt sich der Rhythmus mit zunehmendem Alter in Richtung Lerche, während Jugendliche und junge Erwachsene eher Eulen sind.

Bioaktiv = regelmäßig leben

Unser Körper hat seine eingebauten Rhythmen. Er ist aber angewiesen auf die Zeitgeber – das sind Tageslicht, Mahlzeiten und Schlaf. Je regelmäßiger diese stattfinden, desto eher befinden wir uns im Gleichklang mit uns selbst. Strukturen können uns also entlasten. Natürlich können wir nicht aussteigen aus beruflichen Zwängen. Aber wir sollten versuchen, zumindest für zwei Mahlzeiten eine Regelmäßigkeit zu finden.

Die ideale Essenszeit

Auch wenn der Rhythmus von Morgen- und Abendtypen sich um eine bis zwei Stunden unterscheidet, so haben beide doch dieselbe typische Leistungskurve. Und die gibt die Zeitfenster fürs Essen und Schlafen im Grunde schon vor.
Das Frühstück sollte vor dem Leistungshoch gegen 10 Uhr eingenommen werden. Morgenmenschen werden ein bisschen früher essen, Nachtmenschen etwas später.
Das Mittagessen sollte zwischen 12 und 14 Uhr eingenommen werden. In dieser Zeit erreicht die Leistungskurve ohnehin ihren Tiefstand – das wird kurzfristig vom Essen verstärkt, hilft aber, nachmittags fit zu bleiben.
Das Abendessen sollte nicht später als 20 Uhr und mindestens zwei Stunden vor dem Schlafengehen verzehrt werden. Denn nachts schaltet der Körper auf Sparflamme und möchte nicht von einem vollen Magen gestört werden.

Nicht schlingen – genießen!

Unser Körper ist auf Fast Food schlecht eingerichtet. Denn die Signale in unserem Inneren brauchen Zeit, bis sie im Bewusstsein ankommen. Der erste Alarm erreicht die Zentrale über das Riechzentrum – wer kocht oder an den Töpfen riecht, bereitet seinen Körper optimal aufs Essen vor. Beginnen Sie mit Rohkost als Vorspeise. Das kann eine Möhre sein, etwas Gurke oder ein paar Kirschtomaten. Die Sättigungssignale durch die Dehnung des Magens errei-

chen erst nach 30 bis 60 Minuten ihr Maximum. Wenn Sie es schaffen, legen Sie also eine kleine Pause ein, bevor Sie sich Nachschlag nehmen.

Was esse ich wann?

Zum Frühstück sind Kohlenhydrate angesagt: Die Speicher im Körper – das Glykogen in Leber und Muskeln – sind leer und werden morgens am besten wieder aufgefüllt. Entsprechend gibt es beim Bioaktivprogramm morgens Obst, Müsli oder Brot, am besten mit süßem Aufstrich, und Milchprodukte. Wer morgens noch nichts essen kann, verschiebt das Frühstück auf den späten Vormittag und trinkt morgens nur etwas – z. B. einen probiotischen Joghurt oder einen frisch gepressten Saft.
Beim Mittagessen sollte eine Mischung aus viel Gemüse, Getreide und Fisch oder Fleisch im Mittelpunkt stehen. Wer mittags unterwegs ist, kann sich kalte Mahlzeiten mitnehmen. Das Bioaktivprogramm liefert dazu jede Menge Rezepte. Dabei liegt der Schwerpunkt auf eher schwer verdaulichem Gemüse. Das mag kurzfristig das Mittagsloch vertiefen, erhält aber die Leistungsfähigkeit, die ja gegen Abend nochmals ein Hoch erreicht. Sie werden auf diese Weise nachmittags keinen Heißhunger auf Süßes bekommen. Abends sind dann leicht verdauliche Gemüsesorten angesagt und solche, die beruhigend wirken. Verzichten Sie auf scharf Gebratenes, Frittiertes oder Geräuchertes: das liegt ganz schön schwer im Magen und belastet die Nachruhe Ihres Organismus.

Was ist mit Einladungen?

Sinn der bioaktiven Ernährung ist nicht, starre Verhaltensregeln aufzustellen. Es ist überhaupt kein Problem, wenn es am Wochenende mal später wird oder Sie nach nächtlicher Heimkehr der Hunger überwältigt. Das kann Ihr Körper auffangen. Es sollte nur nicht zur Regel werden. Lassen Sie aber nach dem »Sündigen« nicht aus schlechtem Gewissen heraus die nächste Mahlzeit ausfallen. Nur, wenn Sie wirklich keinen Appetit oder Hunger haben, dürfen Sie eine Mahlzeit ausfallen lassen oder durch einen Salat oder Joghurt ersetzen – die Mahlzeit dann allerdings nicht später nachholen! Sie finden übrigens in jedem Rezeptkapitel weitere Tipps für Krisen, Zwischenfälle und Zeitnot.

Was liegt wie lange im Magen? Lebensmittel und ihre Verweildauer

Verweildauer	Lebensmittel
Bis zu 30 Minuten	Honig, Traubenzucker, Alkohol
1/2 – 1 Stunde	Tee, Mineralwasser, fettarme Brühe, Kaffee ohne Zucker, Buttermilch
1 – 2 Stunden	Milch, Kakao, Kaffee mit Milch und Zucker, Joghurt, Dickmilch, Weißbrot, Weizenbrötchen, gekochter Reis, Kartoffelpüree, fettarme Käsesorten (z. B. Camembert 30 % F. i. Tr.), weichgekochte Eier, Obstkompott, Kochfisch
2 – 4 Stunden	Bananen, gedünstetes Gemüse (z. B. Spinat, Möhren), Salz- und Pellkartoffeln, Vollkornbrot, die meisten frischen Obstsorten, grüner Blattsalat, magere Fleisch- und Wurstsorten (z. B. gegrillte Hähnchenbrust, Schweinefilet, Corned Beef, gekochter Schinken), Trockenkuchen
4 – 6 Stunden	Bratkartoffeln, gebratenes Fleisch (z. B. Steak, Schweinebraten, Bratwurst), Hering, Rauchfleisch, Bohnen, Gurkensalat, Linsen, Thunfisch in Öl, Räucherlachs, fettreiche Backwaren (z. B. Buttercremetorte), Pilze
Bis zu 8 Stunden	Fettreiches Fleisch (z. B. Gänsebraten), Grünkohl

Nach dem Essen sollst du ruh'n …

Mittags erreicht unsere Leistungskurve ihr Tagestief. Das wird nicht vom Essen ausgelöst, sondern entspricht unserem Biorhythmus. Eine kurze Ruhe nach dem Essen ist deshalb sehr sinnvoll. Untersuchungen zeigen, dass ein »Power Nap« die Kräfte wieder aufbaut. Danach steigt die Leistungsbereitschaft überproportional. Doch die Siesta ist leider in den Industrieländern fast ausgestorben. Wenn Sie die Chance haben, sollten Sie sich den Mittagsschlaf gönnen. Aber schlafen Sie nicht zu lang, sonst schlägt die Wirkung ins Gegenteil um, und Sie sind den Rest des Tages schachmatt.

… oder 1000 Schritte tun

Das ist für die meisten Menschen leichter durchzuführen als das Nickerchen. Aber es wird nicht reichen. Oft überschätzt man die eigene Alltagsbewegung. Am besten können Sie sich mit einem

Ideale Pulszahl nach Alter für Ausdauertraining

Alter	Puls/Minute
unter 30	120 – 133
30 – 40	110 – 125
40 – 50	108 – 120
über 50	102 – 115

Schrittzähler kontrollieren: 7 000 Schritte am Tag sind das Minimum. Wer wirklich fit werden will, sollte 10 000 Schritte gehen. Und zwar nicht schleichen, sondern kräftig ausschreiten. Sie müssen dazu nicht unbedingt Nordic Walking betreiben – hier geht es um die Alltagsbewegung, den Gang zum Kopierer, zur Haltestelle, treppauf, treppab. Wahrscheinlich müssen Sie sich richtig anstrengen, um Ihre Schrittzahl zu erreichen, denn Auto und Rolltreppen nehmen uns die meisten Wege ab. Überlegen Sie, wo Sie Rennstrecken in Ihrem Alltag einbauen können – nur dann schaffen Sie das Minimum an Bewegung. Lockere Alltagsbewegung allein wird Ihre Muskeln nicht ausreichend trainieren und Ihren Kalorienverbrauch nicht genügend ankurbeln: Sie müssen sich auch mal richtig anstrengen!

Fatburning = Anstrengung

Ich möchte Sie nicht mit Pulszählern und Lactatmessungen belasten. Für bioaktive Bewegung müssen Sie keine Investitionen tätigen, sondern auf Ihren Körper hören. »Laufen ohne zu schnaufen« ist eigentlich die Devise fürs Fatburning. Der Grund: Bei kurzfristiger Anstrengung wird die schnelle Energie, also das Glykogen in Muskel und Leber, verbraucht. Bei moderatem Training verbrennt der Körper eher seine Fettreserven. Dazu braucht er keinen Sauerstoff. Deshalb heißt diese Energiegewinnung auch anaerob. Messbar ist diese Trainingintensität am Pulsschlag: Ist er zu hoch, wird vor allem die Kurzzeitenergie verbraucht (siehe Kasten Seite 46). Doch wer wirklich abnehmen will, muss Kalorien verbrennen – und das bedeutet, sich anstrengen. Und zwar nicht nur wenige Minuten wie beim »Ich will noch den Bus erreichen«-Sprint, sondern mindestens eine Viertelstunde. In der Summe werden dann eben nicht nur die Kurzzeit-Energiereserven geplündert, sondern es geht auch an den Speck. Lassen Sie sich also nicht einreden, nur das anaerobe Training würde Fettpolster abbauen. Unterm Strich zählt die gesamte Energie, die Sie verbrennen. Wer sich also eine halbe Stunde richtig abrackert, hat mehr Energie verbraucht als der moderate Freizeitsportler. Bewegen Sie sich so, wie es Ihrem Temperament entspricht, steigern Sie Tempo und Dauer mit der Zeit. Aber fordern Sie sich: Ohne Anstrengung bringt Bewegung zu wenig.

Einmal am Tag ins Schnaufen kommen – das ist für einen gesunden Menschen also doch empfehlenswert. Ein Schnippchen können Sie Ihren Fettpölsterchen schlagen, wenn Sie über 30 Minuten trainieren. Jedes Training, das über diese 30 Minuten hinausgeht, zählt doppelt! Aber setzen Sie sich die Latte nicht zu hoch: Dreimal pro Woche 45 Minuten Training ist völlig ausreichend.

Zusammenhang zwischen Stress und Bewegung: Unter Stress läuft der Körper auf »Hochtouren«.

Was passiert bei Stress in unserem Körper? Unter Stress läuft der Körper auf »Hochtouren«. Die Nebennierenrinde schüttet das Glucocorticoid Cortisol (auch »Stresshormon« genannt) aus, das in erster Linie der raschen Bereitstellung von Energie dient. Unter dem Einfluss von Cortisol werden die Energiereserven im Körper, auch die Fettpölsterchen, angezapft, um dem Körper genug Treibstoff für die Reaktion auf den Stress zur Verfügung zu stellen. In unserer Entwicklungsgeschichte haben sich zwei Strategien zur Stressbekämpfung bewährt: Kampf oder Flucht, Zusatzenergie war dazu dringend nötig.

Der Stress der heutigen Zeit ist allerdings meist ganz anderer Art und erfordert keine energiefressenden »Kampf-oder-Flucht-Reaktionen«. Das heißt, die freigesetzte Energie wird gar nicht benötigt. Der Blutzuckerspiegel ist durch die cortisolbedingte Energiefreisetzung erhöht, was eine vermehrte Insulinausschüttung zur Folge hat und zu Gewichtszunahme führen könnte. Das lässt sich vermeiden, wenn Sie eine Runde laufen oder radeln und damit die Fluchtenergie tatsächlich abrufen.

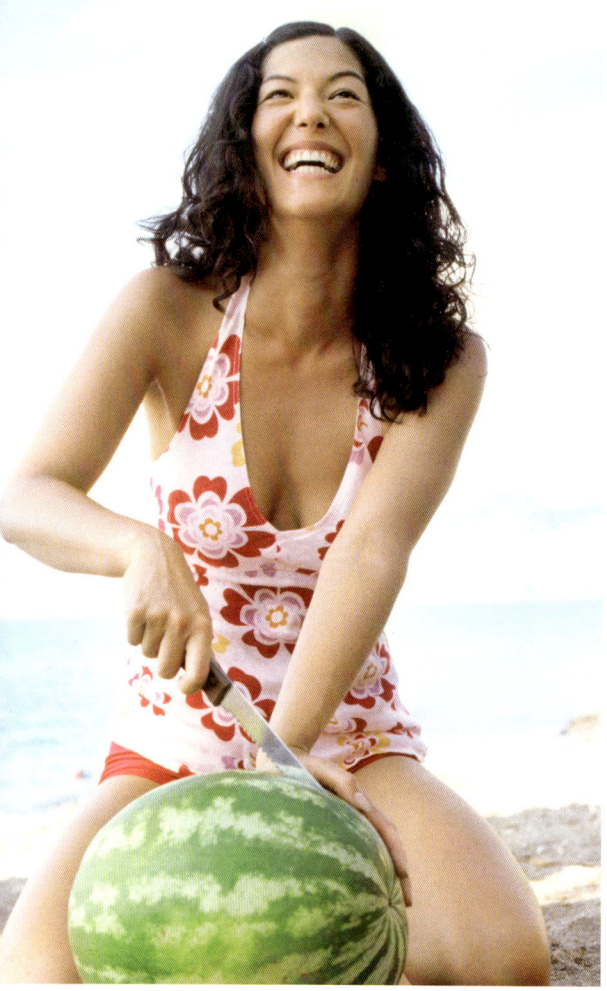

Draußen sein im Tageslicht bringt Power. Daher sollten wir uns so oft wie möglich im Freien aufhalten.

Auch Bewegung braucht Strukturen

So wie Sie sich fürs Essen Zeit nehmen, sollten Sie auch für sportliche Aktivitäten feste Verabredungen mit sich selbst planen – mindestens jeden zweiten Tag. Denn Regelmäßigkeit bringt auch hier den besten Effekt. Dabei spielen Typ und Tageszeit eine wichtige Rolle.

Morgens sind die »Lerchen« im Vorteil, die schon früh sehr leistungsfähig sind. Sie sollten am besten ihr Fitnessprogramm gleich in der Früh erledigen. Aber auch Eulen tut es gut, sich morgens zu bewegen. Sinnvoll kann Yoga sein – damit beginnen Sie den Tag nicht nur mit körperlicher Bewegung, sondern schöpfen auch mental Kraft. 15 Minuten reichen aus, um einen guten Start hinzulegen. Der Sonnengruß macht bewusst, welch wichtiger Zeitgeber Licht für unseren Biorhythmus ist. Mir hilft abschließend eine Runde Seilspringen, bis ich aus der Puste bin – danach bin ich wirklich wach.

Mittags im Leistungstief ist auch die Verletzungsgefahr am größten. Mehr als ein ausführlicher Spaziergang ist nicht drin. Machen Sie einen Vertrag mit sich selbst: Wer morgens nicht zum Turnen kommt, sollte unbedingt in der zweiten Tageshälfte walken oder sogar laufen. Das wirkt wie eine Sauerstoffdusche und trainiert Ihre Muskeln auf leichte Art und Weise.
Abends können Sie selbst noch nach dem Essen Sport treiben. Untersuchungen haben ergeben, dass es keine Schlafprobleme verursacht, wenn man gemäß seinen Gewohnheiten trainiert. Wer ins Fitnessstudio gehen will, kann das auch abends machen, wer joggt, ebenfalls.
Wichtig für alle: Nach dem Training sollten Sie mindestens 30 Minuten Entspannung folgen lassen – das kann ein Bad sein, Musikhören oder einfach nur Lesen. Aus dem Laufen direkt ins Bett hüpfen – das funktioniert nicht.

Im Alltag trainieren

Wenn Sie völlig ungeübt sind, dann sollten Sie mit professioneller Hilfe beginnen zu trainieren. Das kann ein Fitnessstudio sein, aber auch ein Kurs bei Ihrer Krankenkasse oder der Volkshochschule. Natürlich kann man sich vieles anlesen – aber die richtigen Bewegungen und das ideale Tempo lernen Sie in der Realität mit Ihrem Körper unter Anleitung am besten. Außerdem helfen Ihnen feste Termine, den inneren Schweinehund zu überwinden. Entscheidend ist die Regelmäßigkeit. Lieber täglich nur 15 Minuten turnen, als alle zwei Wochen bis zur Erschöpfung zu trainieren.

Ich habe übrigens ein kritisches Verhältnis zu Trainingsgeräten – zu viele habe ich als »Diät-Nanny« bei Übergewichtigen unbenutzt im Keller, in der Garage, auf dem Speicher oder in der Abstellkammer gesehen, um an deren Wirkung zu glauben. Meist dient der Kauf dieser teuren Geräte dazu, das Gewissen zu beruhigen. Sind sie erst einmal angeschafft, haben viele das Gefühl, schon eine Menge getan zu haben. Gönnen Sie sich erst so ein Gerät, wenn Sie mindestens drei Monate lang regelmäßig trainiert haben. Und wenn Sie einen Platz finden, wo Sie gerne sind, der Ihnen einen schönen Ausblick bietet, wo Sie lesen und Musik hören können. Letzten Endes ist so ein Gerät eine Notlösung bei schlechtem Wetter, früher Dunkelheit, beruflich starker Beanspruchung oder einer ungünstigen Wohnlage. Wer im Grünen wohnt und normale Arbeitszeiten hat, braucht dieses Gerät nicht!

Licht macht glücklich!

Nichts jedoch regt Ihren Biorhythmus so an wie der Aufenthalt im Freien. Die übliche Kunstbeleuchtung erreicht eine Stärke von 100 bis 500 Lux. Tageslicht – selbst bei bedecktem Himmel – erreicht 10 000 Lux. Und wenn die Sonne scheint, knallen mehr als 100 000 Lux auf uns nieder. Das bringt Power! Die Kraft der Sonne bestimmt unsere innere Uhr. Je weiter wir uns von dieser natürlichen Kraftquelle entfernen, desto weniger Energie haben wir. Und desto schwerer fällt es uns, unsere innere Uhr mit unserem Lebensrhythmus in Übereinstimmung zu bringen. Deshalb: Wenn Sie sich bewegen, dann möglichst oft im Freien. Schützen Sie sich dabei vor zu viel UV-Licht – aber übertreiben Sie es nicht mit dem Lichtschutzfaktor: Sonne bedeutet auch Vitalität – und wenn wir sie aussperren, dann können wir nicht davon profitieren.

Ein hoher Muskelanteil kurbelt den Energiebedarf an

Muskelmasse verbraucht selbst im Schlaf mehr Energie als Fettgewebe. Männer haben mit 20 bis 25 % von Natur aus einen niedrigeren Fettanteil als Frauen mit 25 bis 30 %. Mit dem Alter steigt der Fettanteil. Deshalb sinkt unser Kalorienbedarf – das lässt sich durch Training verzögern, aber nicht verhindern. Und selbst »faule« Männer dürfen immer mehr essen als Frauen!

Der Test: Wie bioaktiv leben Sie?

Beantworten Sie die elf Fragen so ehrlich wie möglich, und finden Sie heraus, wie bioaktiv Sie leben!

1. Wie oft haben Sie kleinere Beschwerden wie Husten, Schnupfen oder Abgeschlagenheit?

- Ich fühle mich häufig müde und schlapp. [b]
- Im Allgemeinen fühle ich mich ganz wohl, aber in den kalten Monaten plagen mich häufig Erkältungserscheinungen. [c]
- Höchstens 1 – 2-mal im Jahr, meist bin ich fit wie ein Turnschuh. [a]

2. Liegt Ihr Body-Mass-Index im Normbereich?

- Nein, ich liege darüber. [b]
- Ja. [a]
- Nein, ich liege darunter. [c]

3. Wie häufig treiben Sie Sport?

- Ich komme mindestens einmal am Tag für 15 – 20 Minuten richtig ins Schwitzen. [a]
- Gar nicht. [b]
- 1 – 2-mal in der Woche gehe ich zum Sport. [c]

4. Essen Sie abends größere Mengen?

- Ja, denn meist bin ich noch bis spät am Abend wach. [b]
- Nein, da ich Frühaufsteher bin, gehe ich zeitig schlafen, spät essen bekommt mir nicht. [a]
- Ab und zu. [c]

5. Wie oft kochen Sie etwas aus frischen Zutaten?

- Ich koche selten frisch, höchstens 2-mal in der Woche, ansonsten gibt es Fertigprodukte.
- Ich versuche möglichst viele frische Produkte zu verwenden, aber bei Gemüse greife ich auch häufig zu tiefgekühlter Ware. [b]
- Ich bereite mein Essen immer aus frischen Zutaten zu. [c] [a]

6. Wie oft essen Sie frisches Obst oder Gemüse?

- 4 – 5-mal am Tag.   a
- 2 – 3-mal die Woche.   b
- 1-mal, höchstens 2-mal am Tag.   c

7. Wie bereiten Sie Gemüse zu?

- Ich koche es in Salzwasser.   b
- Je nach Lust und Laune gibt es Rohkostsalat oder schonend zubereitetes Gemüse (gedünstet oder gedämpft).   a
- Ich mag am liebsten Rohkost.   c

8. Wie würzen Sie Ihr Essen?

- Am liebsten mit Frischem: Kräuter, Ingwer, Peperoni und Pfeffer aus der Mühle.   a
- Ich habe viele Gewürzmischungen und benutze auch getrocknete Kräuter.   c
- Pfeffer und Salz reichen mir aus.   b

9. Wie häufig essen Sie probiotische Milchprodukte?

- 2 – 3-mal in der Woche.   c
- 1-mal täglich.   a
- Fast nie.   b

10. Essen Sie lieber Weiß- oder Vollkornbrot?

- Ich esse nur Weißmehlprodukte.   b
- Ich lege ausschließlich Wert auf Vollkornbrot.   a
- Ich esse meist Mischbrot.   c

11. Wie häufig essen Sie?

- Bei mir gibt es drei Hauptmahlzeiten, aber oft bekomme ich zwischendurch Hunger und greife zu einem Snack.   c
- Ich esse höchstens 3-mal am Tag, zu festen Zeiten.   a
- Keine Ahnung, denn bei mir gibt es keine festen Essenszeiten, ich esse immer dann, wenn ich Hunger habe.   b

a = super   b = schlecht   c = na ja

Auswertung des Tests »Wie bioaktiv leben Sie?«

Zählen Sie zusammen, wie oft Sie a, b und c angekreuzt haben. Vermutlich gibt es Antworten in allen drei Kategorien. Bei den meisten Menschen aber überwiegt eine Kategorie, die einem Typus entspricht: A-Typ, B-Typ oder C-Typ. Lesen Sie beim jeweiligen Typ weiter …

A-Typ:

Vorwiegend a:
Wow, ein prima Anfang!

Sie nutzen schon eine Menge Vorteile der bioaktiven Lebensweise für sich. Sie achten auf eine gesunde Ernährung und kochen deshalb täglich frisch, am liebsten Produkte aus dem eigenen Garten. Außerdem treiben Sie viel Sport, damit Sie fit bleiben, aber irgendwie haben Sie dennoch zu viele Pfunde auf den Hüften? Dann könnte es daran liegen, dass Sie zu reichhaltig kochen: eine ordentliche Béchamel-Sauce zum Gemüse, immer einen Schuss Sahne zur Bratensauce und öfter mal einen cremigen Sahnejoghurt? Diese kleinen Fallen sollten Sie in Zukunft umgehen, dann werden sich auch Ihre überflüssigen Pfunde bald verabschieden.

Bioaktiv-Tipp für A

Zu den Bausteinen der bioaktiven Lebensweise gehören drei regelmäßige Mahlzeiten, eine bioaktivstoffreiche Ernährung und viel Bewegung. Diese drei Punkte beherzigen Sie bereits recht gut, behalten Sie das bei! Lediglich Ihren Kochstil sollten Sie etwas erleichtern. Wenn Sie unsere Rezepte nachkochen, werden Sie feststellen, wie einfach es ist, Kalorien einzusparen.

Ausschlaggebend für den Erfolg einer Diät ist zudem immer Ihr Wohlbefinden. Seien Sie deshalb nicht zu streng mit sich, sondern gönnen Sie auch Ihrer Seele ab und zu eine Auszeit. Ganz gleich, ob bei einem Spaziergang oder einem Bad mit toller Musik.

B-Typ:

Vorwiegend b:
Sie müssen einiges ändern!

Mit »bioaktiv« hat Ihr Leben nicht viel zu tun. Sie haben das eine oder andere Kilo zu viel und fühlen sich schon lange nicht mehr wohl in Ihrer Haut. Um Ihre körperliche Konstitution ist es nicht so besonders gut bestellt. Kein Wunder! Mit zunehmendem Alter sind Sie bequem geworden. Zeit hätten Sie eigentlich genug. Ihre Essgewohnheiten stimmen außerdem nicht mit Ihrem jetzigen Lebensstil überein. Sie kochen noch immer in großen Portionen, als hätten Sie eine XXL-Familie zu versorgen. Und einer muss das Gekochte ja schließlich essen. Positiv ist jedoch, dass bei Ihnen in der Regel zu festen Zeiten gegessen wird. Wenn gekocht wird, gibt es aber meist Fertigprodukte. Da ist Vorsicht geboten, denn in vielen Fertigprodukten steckt sehr viel Fett oder Zucker.

Bioaktiv-Tipp für B

Bioaktiv leben heißt: viele frische Zutaten wie Obst und Gemüse essen. Es lohnt sich. Die vielen Vitamine, Mineralstoffe und besonders die Bioaktivstoffe braucht Ihr Körper. Greifen Sie öfter zu Vollkornprodukten. Joghurts mit probiotischen Kulturen helfen außerdem, Ihre Abwehrkräfte zu steigern. Wenn Sie Fertigprodukte kaufen, achten Sie auf das Etikett. Vergleichen Sie Nährwerte – die Unterschiede sind oft sehr groß. Kaufen Sie nur Produkte ohne Farb- und Konservierungsstoffe. Wenn Sie es nicht schaffen, für weniger Personen zu kochen, nehmen Sie pro Mitesser eine Portion ab und frieren den Rest ein. Es muss nicht immer alles aufgegessen werden, was gekocht wurde. Nutzen Sie außerdem die dazu gewonnene freie Zeit für sportliche Aktivitäten, z. B. Walken, Schwimmen oder Radfahren. Wenn Sie sich alleine nicht aufraffen können, schließen Sie sich einer Gruppe an.

C-Typ:

Vorwiegend c:
Gar nicht so übel!

Sie sind mit sich eigentlich ganz zufrieden. Sie treiben hin und wieder Sport und achten auch darauf, was Sie essen.

Dabei ist es Ihnen wichtig, dass jeden Tag regelmäßig gegessen wird und die Zutaten gesund sind. Glückwunsch! Somit bekommt Ihr Körper viele wichtige Bioaktivstoffe. Außerdem kochen Sie gern und probieren auch gerne einmal etwas Neues aus. Aber von Übertreibung halten Sie nichts. Sie essen nur die Lebensmittel, die Ihnen schmecken. Da dürfen es auch ruhig einmal weniger gesunde sein. Wie an den sogenannten »Sündentagen«. An diesen haben Sie einfach ständig Hunger und naschen hier und da, meist bleibt auch der Sport auf der Strecke.

Bioaktiv-Tipp für C

Die ein oder zwei Kilos zu viel schaffen Sie mit ausreichend Obst und Gemüse weg. Am besten fünfmal am Tag. Nehmen Sie ruhig öfters einmal frische Kräuter und Gewürze zum Kochen. Sie verleihen den Speisen ein intensiveres Aroma und enthalten höhere Mengen an gesunden Nährstoffen. So essen Sie sich »bioaktiv« fit und gesund.

Wenn Sie zwischen den Hauptmahlzeiten Hunger haben, greifen Sie statt zu kalorienreichen Snacks lieber zu einer Banane, einem Apfel oder Knabbermöhren. Sie sind reich an wichtigen Bioaktivstoffen, die machen Sie fit für den Tag. Sie können sie auch für unterwegs mitnehmen. So ist der Hunger auf leichte Art gestillt, und Heißhungerattacken sind kein Problem. Verabreden Sie sich mit Freunden zum Sport. Denn Verabredungen mit anderen bricht man nicht so leicht wie die mit sich selbst.

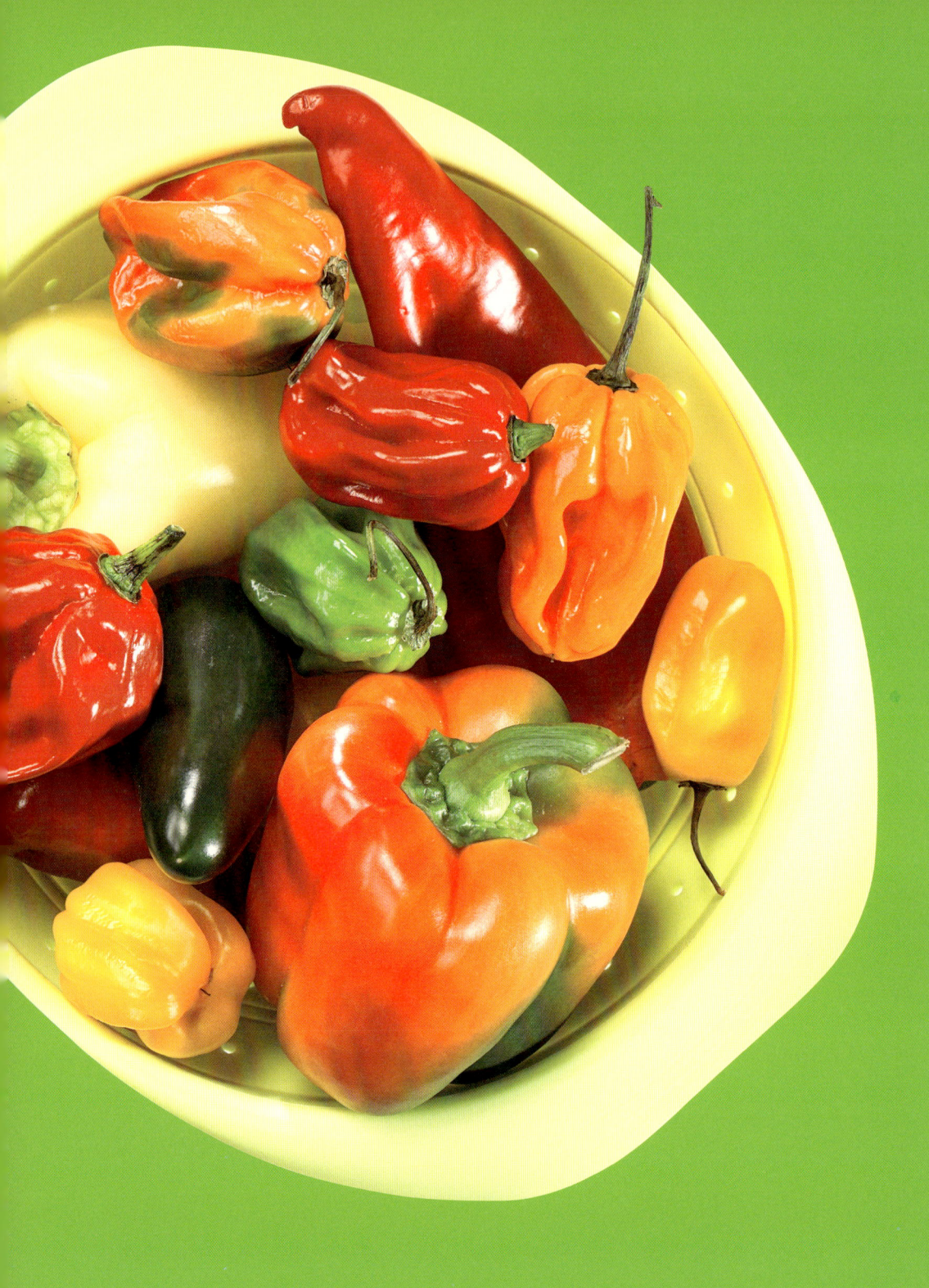

Bio*aktiv*-rezepte

Frühstück, Mittag- und Abendessen

1

Schlanker Start: das Frühstück

Die Studienlage ist eindeutig: Das Frühstück beeinflusst den ganzen Tagesablauf und hilft, schlank zu werden und zu bleiben. Es kurbelt den Stoffwechsel an und füllt die über Nacht verbrauchten Kohlenhydratspeicher in Muskeln und vor allem in der Leber wieder auf.

Von schnellen und langsamen Kohlenhydraten

Kohlenhydrate sind morgens also sinnvoll – aber in welcher Form? »Schnelle« Kohlenhydrate in Zucker, Weißmehl, Süßgetränken machen nur kurzfristig satt. Sie gehen schnell ins Blut, der Blutzuckerspiegel steigt ebenso fix, entsprechend viel Insulin wird von der Bauchspeicheldrüse gebildet, um den Zucker in die Zellen zu schleusen. In der Folge sackt der Blutzuckerspiegel ab – und wieder sind Sie hungrig, obwohl Sie doch gerade gegessen haben. Noch übler: Das Insulin sorgt dafür, dass der Zucker in Fettreserven eingebaut wird. Brot und Brötchen aus hellem Mehl, süße Aufstriche und zuckerhaltige Müslis liefern diese schnellen Kohlenhydrate. Sie enthalten kaum wertvolle Inhaltsstoffe wie Vitamine und Mineralstoffe – höchstens zugesetzt. Vor allem aber keine Bioaktivstoffe. Speziell die Ballaststoffe sorgen aber dafür, dass die Kohlenhydrate langsam verdaut werden und nur tröpfchenweise ins Blut fließen, also langfristig satt machen. Was tun?

Beginnen Sie den Tag mit einem bioaktiven Frühstück.

Das Bioaktivfrühstück: viel Obst

Beim Bioaktivprogramm gibt's morgens in erster Linie Obst – kombiniert mit Getreide in Form von Müsli oder Brot – beides aus Vollkorn. Für Fans des »Continental Breakfast« gibt's fruchtige, zuckerarme Aufstriche. Wenn Nüsse drin sind, verzichten Sie darunter ganz aufs Streichfett. Es gibt fruchtige Ideen mit

Käse und Schinken. Wer's pikant mag, ersetzt das Obst durch rohe Tomaten, Gurke, Karotten und ein Bioaktivbrot (siehe Kasten rechts unten). Alle Frühstücksrezepte sind für eine Person.

Ob süß oder lieber pikant:
Beim bioaktiven Frühstück gibt's
etwas für jeden Geschmack.

Was darf ich trinken?

Was Sie mögen! Aber verzichten Sie auf Zucker und Kondensmilch oder Sahne im Kaffee oder Tee. Zum Süßen sparsam Honig verwenden – zum »Weißen« am besten Milch mit 1,5 % Fett. Wer gerne Milchkaffee trinkt: Eine Tasse ist eingeplant – jede weitere ersetzt einen Joghurt. Sie werden das merken, denn Latte Macchiato macht echt satt. Und Süßstoff? In einer sehr natürlichen Ernährung passt er nicht ganz ins Programm. Aber wenn er vor Zuckerorgien schützt – o.k.!

Jeder Mensch is(s)t anders

Morgenmenschen sollten in Ruhe ihr Frühstück genießen – Sie werden erstaunt sein, wie reichlich es ist. Bis mittags gibt es dann aber nichts – von einem kalorienfreien Getränk oder einer Portion Obst oder einer Portion (100 g) probiotischem Joghurt abgesehen. Morgenmuffel dagegen können morgens nur ihren Kaffee oder Tee trinken und das Frühstück später genießen.

Und wenn ich gar keinen Appetit habe? Dann nur etwas trinken und Obst essen. Gerade wenn am Vorabend gefeiert wurde, tut das gut. Tabu ist absolutes Fasten – dann hungern Ihre Zellen, und das bedeutet Stress für Ihren Körper.

Es ist wichtig, was Sie essen

Eine Langzeitstudie (NAHNES III) aus den USA beweist: Es ist nicht egal, was gefrühstückt wird! Getreideprodukte wie Müsli bzw. Vollkornbrot sind der ideale Start in den Tag, ohne das Kalorienkonto zu stark zu belasten. Fette Wurst, Frühstücksspeck oder Eier führen auf Dauer dagegen zu Übergewicht. Wer das Frühstück auslässt, den überkommt meist gegen Mittag der Heißhunger. Viel zu große Portionen mit jeder Menge Kalorien sind die Folge.

Bioaktivbrot auf die Schnelle: 1 Scheibe mit …

Aufstrich	Belag	Garnitur
Schnittlauchquark	Putenschinken	Radieschen
Dijonnaise	Roastbeef	Beeren
Pesto	Mozzarella	Tomaten
Tomatenmark	Gouda	Apfelspalten
Ajvar	Feta	Paprikastreifen
Sahnemeerrettich	Räucherlachs	Gurkenscheiben
(ohne)	Avocado	Zitronensaft

Milchprodukte sind wichtig

Es gibt Diäten, die Milch und Milchprodukte verbannen. Für die westliche Welt kann das fatale Folgen haben: Wir haben nicht genügend Sonnenschein, um alleine dadurch in unserer Haut ausreichend Vitamin D zu bilden. Das ist aber nötig, um Kalzium einzulagern. Wenn wir dann noch die Kalzium- und Vitamin-D-Zufuhr drosseln, indem wir auf Milchprodukte verzichten, dann kann das buchstäblich auf die Knochen gehen. Osteoporose ist nur eine der möglichen Folgen von Kalziummangel. Erschwerend kommt hinzu, dass wir uns körperlich wenig betätigen – auch das regt nämlich die Knochen zur Kalziumeinlagerung an. Mit anderen Worten: Ganz ohne Milchprodukte geht es nicht. Fatal für die Figur kann nur der Fettgehalt sein, der bei Sahne, Crème fraîche, Schmant und manchen Käsesorten erheblich ist.

Probiotische und präbiotische Milchprodukte

Probiotische Milchprodukte enthalten Bakterienkulturen, die in großer Zahl den Darm erreichen und dort ihre Wirkung entfalten. Präbiotische Produkte enthalten Substanzen, die den Darmbakterien als Nahrung dienen und die bestehende Darmflora anregen.

Bioaktive Milchprodukte

Wenn Milch mit Milchsäurebakterien versetzt ist, entwickelt sie bioaktive Qualitäten. Dass linksdrehende Milchsäure guttut, ist schon lange bekannt. Doch auch die Bakterien selbst sind aktiv: Sie verdrängen krankmachende Keime, sorgen für ein gesundes Milieu, heften sich an die Darmwand und erleichtern dort die Aufnahme wichtiger Bausteine wie Kalzium. Außerdem regen sie die Verdauung an.

Milchsäurebakterien wirken Wunder im Darm: Sie sorgen für ein gesundes Milieu, erleichtern die Aufnahme wichtiger Stoffe und regen die Verdauung an.

Dabei spielt es eine große Rolle, welche Bakterien eingesetzt werden – die positive Wirkung ist ausschließlich auf die untersuchten Sorten zu übertragen. Die europäischen Lebensmittelgesetze schreiben nämlich seit dem Jahr 2008 vor, dass gesundheitliche Wirkungen von Lebensmitteln wissenschaftlich nachgewiesen werden müssen. Und das kann immer nur für einen konkreten Inhaltsstoff geschehen. Nur wenn genügend Bakterien im Darm ankommen, können sie aktiv werden und einen maßgeblichen Effekt entfalten. Für spezielle Bakterienkulturen konnte diese Wirkung in Studien sogar sehr gut nachgewiesen werden – aber das gilt nur, wenn diese Joghurts regelmäßig verzehrt werden.

Verdauung und Übergewicht

Darmträgheit führt nicht nur dazu, dass förmlich jede Kalorie aus der Nahrung gezogen wird. Sie fördert auch die Entstehung unerwünschter krebsbildender Stoffe bzw. verlängert deren Kontakt mit der Darmwand. Welche Rolle die Darmflora für den Energiestoffwechsel spielt, ist noch rätselhaft. So fand man bei Übergewichtigen eine grundsätzlich andere Darmflora als bei Schlanken. Und im Tierversuch konnte man bei gleicher Kost durch Impfung mit speziellen Darmbakterien Übergewicht auslösen. Bei allen ungelösten Rätseln ist eines ganz sicher: Eine gute Verdauung ist Voraussetzung sowohl für Gesundheit als auch für das Idealgewicht.

Probiotika im Bioaktivprogramm

100 ml bzw. 100 g ist eine ideale Portionsgröße im Rahmen des Bioaktivprogramms. Immer wenn in meinen Rezepten Joghurt verwendet wird, sollten Sie Naturjoghurts bzw. Naturjoghurtdrinks einsetzen.

Darüber hinaus oder statt dessen ist ein probiotischer Joghurt als Zwischenmahlzeit ideal. Er stillt den Hunger zwischen den Hauptmahlzeiten – gerade für Menschen, die eine 4- bis 5-stündige Nahrungskarenz nicht durchhalten, ist dieser Joghurt ideal.

Klassischer probiotischer Joghurt hat rund 73 kcal, der »leichte« gerade mal 23. Probieren Sie aus, mit welchem Sie besser zurechtkommen.

Wie probiotische Kulturen das Immunsystem stärken – bewiesen anhand zahlreicher wissenschaftlicher Studien

Der Darm ist ein Teil unseres Abwehrsystems. Deshalb haben probiotische Bakterien nicht nur Einfluss auf die Häufigkeit von Erkrankungen des Verdauungssystems, sondern auch auf die anderer Erkrankungen wie z.B. der Atemwege. Dabei wirken die probiotischen Kulturen auf drei Ebenen:
- Sie verbessern die Darmflora.
- Sie schützen die Darmschleimhaut vor krank machenden Keimen.

- Sie unterstützen die Bildung der körpereigenen Abwehrzellen.

Entscheidend für die Wirkung ist, dass die probiotischen Kulturen tatsächlich in den Darm gelangen und nicht im Magen »lahmgelegt« werden. Die positive Wirkung wurde bereits bei einer Menge von 100 g dieses probiotischen Joghurts nachgewiesen – und das für jedes Lebensalter.

Tee im Bioaktivprogramm

Tee ist immer ein Aufguss: Kochendes oder nur heißes Wasser wird auf getrocknete oder auch fermentierte pflanzliche Produkte gegossen. Während der Ziehzeit gehen Wirkstoffe und Aromen auf das Wasser über – so entsteht der Tee.

Schwarz- und Grüntee

Grüner, schwarzer und weißer Tee sowie Oolong und Pu Erh bestehen aus den Blättern des Teestrauches. Alle diese Tees enthalten Koffein, das aber im Vergleich zu Kaffee niedriger dosiert ist. Tee liefert Fluorid, es festigt den Zahnschmelz und schützt vor Karies. Vor allen Dingen enthält Tee Bioaktivstoffe, Phenole wie das Catechin, die umfassend antioxidativ wirken, also auch gegen Krebs und Herz-Kreislauf-Erkrankungen. Ihr Optimum entfalten sie bei einer Ziehzeit von zwei bis drei Minuten. Grüner Tee sollte mit ca. 70 °C heißem Wasser, Schwarztee hingegen kochend aufgegossen werden. Wichtig: Milch hemmt die Schutzwirkung. Künstliche Aromen sind überflüssig – mischen Sie lieber mit Gewürzen und Kräutern (siehe unten).

Tees sind voller gesunder Bioaktivstoffe – egal, ob schwarz, grün, weiß oder Kräutertee.

Kräuter-, Früchte- und Yogi-Tees

Sie enthalten kein Koffein, aber verschiedene bioaktive Wirkstoffe wie Flavonoide, Saponine, Bitterstoffe und ätherische Öle. Ihre Wirkung ist milder als die von Arzneimitteln, doch sie reicht oft aus, um Beschwerden zu lindern und Sie wieder fit zu machen.

Lapacho- und Roibusch-Tee enthalten wichtige Mineralien und Polyphenole. Ingwer, Zimt, schwarzer Pfeffer, Nelken und Kardamom – das sind die Bestandteile des Yogi-Tees. Die ätherischen Öle dieser Gewürze kurbeln den Kreislauf an und machen gute Laune.

Wie die einzelnen Tees zubereitet werden, ist der nebenstehenden Tabelle zu entnehmen.

Sachgemäße Lagerung von Tee: kein Verlust der wertvollen Inhaltsstoffe

Wussten Sie schon?

- Tee ist ein Naturprodukt und sehr empfindlich. Er muss kühl und trocken gelagert werden und sollte nicht neben stark duftenden Lebensmitteln stehen. Gut verschließbare Blechdosen oder lichtgeschützte Gläser sind am besten geeignet.
- Ihr Lieblingstee lässt sich auch wunderbar in einer Thermoskanne aufbewahren – so haben Sie ihn immer griffbereit. Keine Angst: Die gesunden Inhaltsstoffe bleiben erhalten.

Die verschiedenen Teesorten, ihre Zubereitung und ihre bioaktive Wirkung

Teesorten	Aufgießen bei …	Ziehzeit	Menge je Liter	Wirkung
Tee aus dem Teestrauch				
Weißer Tee	ca. 80 °C	2 Min.	8 – 10 g	regt an,
Grüner Tee	65 – 90 °C	2 – 3 Min.	8 – 10 g	stärkt den Zahnschmelz,
Oolong	80 – 90 °C	2 – 3 Min.	10 – 15 g	beruhigt den Magen,
Schwarzer Tee	100 °C	2 – 5 Min.	10 – 15 g	bindet freie Radikale
Pu-Erh-Tee	95 – 100 °C	3 – 5 Min	10 – 12 g	
Kräutertees				
Pfefferminztee	100 °C	Mindestens 5 Min., um gesundheitsschädliche Mikroorganismen abzutöten	5 TL	krampflösend, verdauungsfördernd
Salbeitee			5 TL	antiseptisch, anregend
Fencheltee			5 TL	fördert die Verdauung
Baldriantee			5 TL	beruhigend
Melissentee			5 TL	krampflösend, verdauungsfördernd
Früchtetees				
Apfeltee	100 °C	5–20 Min.	1–2 EL	entspannend
Hagebuttentee				stärkt das Immunsystem, reich an Vitamin C
Gemischte Früchtetees				reich an Vitamin C
Weitere Tees				
Roibusch	100 °C	2 – 3 Min.	6 TL	beruhigend, Magen schonend
Lapacho	Tee in kochendes Wasser geben und 5 Min. köcheln lassen, dann ohne Hitze 15 – 20 Min ziehen lassen		1 – 2 EL	regt das Immunsystem an, bindet freie Radikale
Yogi-Tee			1 TL	regt die Verdauung an
Mate-Tee	80 °C	5 – 10 Min.	5 TL	regt Stoffwechsel und Konzentration an

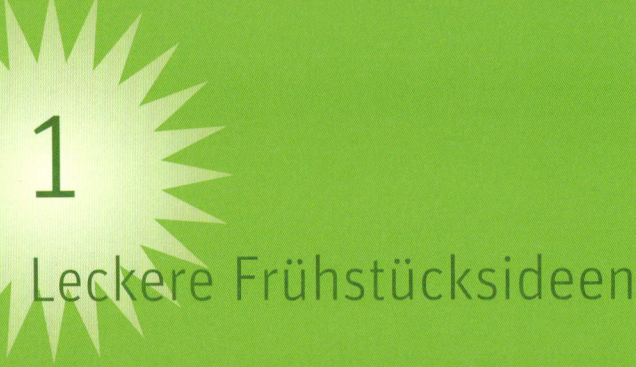

1

Leckere Frühstücksideen

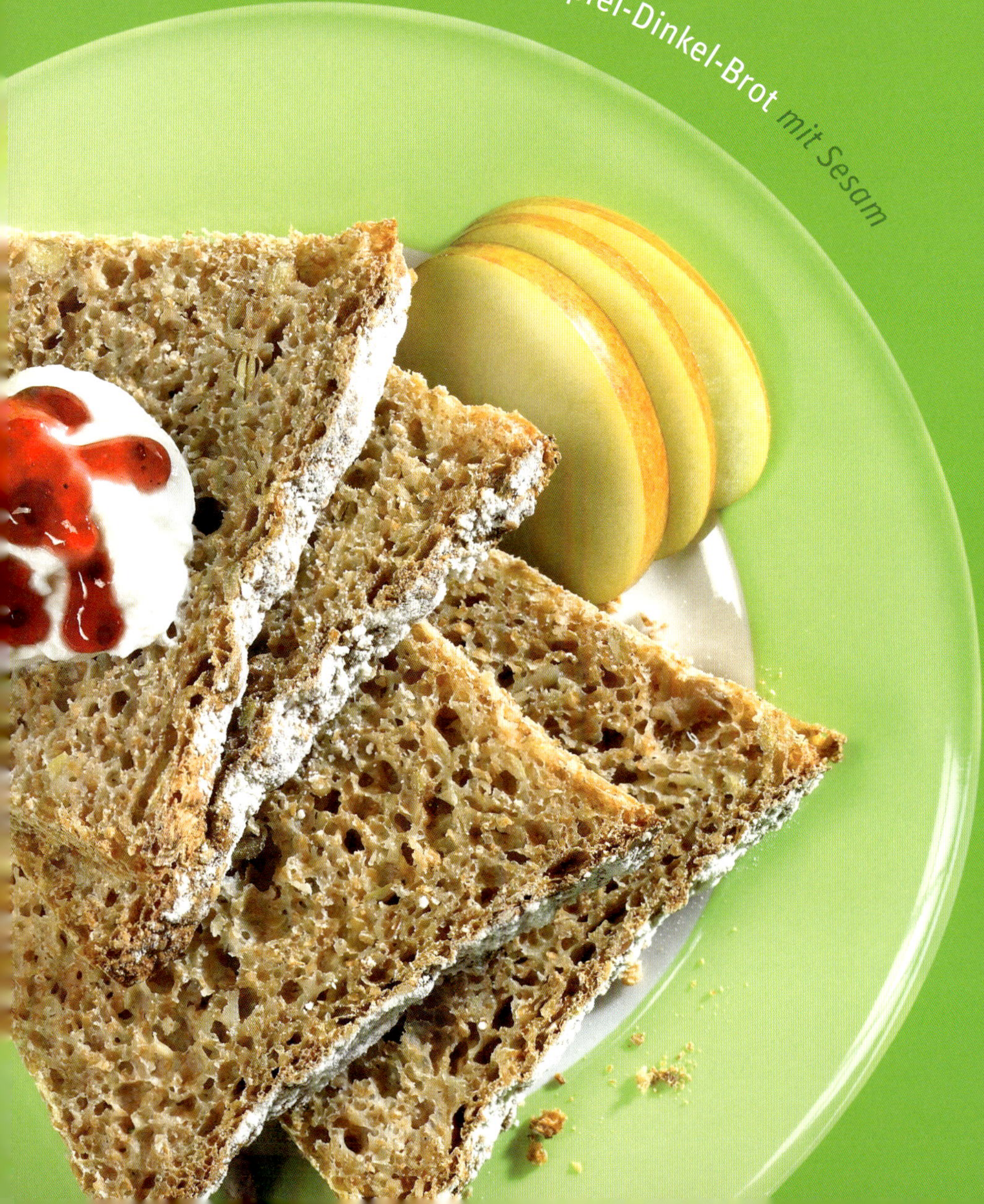

Apfel-Dinkel-Brot mit Sesam

Apfel-Dinkel-Brot
mit Sesam

Der Apfel liefert eine ganze Armada an Bioaktivstoffen.

Für eine Kastenform von 30 cm Länge (ergibt ca. 21 Scheiben à 63 g)
20 g getrocknete Apfelstücke mit Schale
150 ml Apfelsaft
500 g Dinkelvollkornmehl
75 g Weizenkleie
2 Päckchen Trockenhefe
1 Päckchen Vanillezucker
1 1/2 TL Salz
1/2 TL Zimt
75 g Magerquark
1 1/2 unbehandelte Äpfel
75 g gerösteter Sesam
75 g gekeimte Linsen
(aus ca. 35 g trockenen Linsen, zwei Tage vorher ansetzen)
Mehl zum Arbeiten
Fett für die Form

1. 180 ml Wasser mit den **Apfelstücken** aufkochen, **Apfelsaft** zugeben. Diese Mischung auf ca. 40 °C abkühlen lassen. **Mehl** mit **Kleie, Trockenhefe, Vanillezucker, Salz** und **Zimt** mischen, Apfelmischung und **Quark** zugeben und alles 10 Minuten kräftig durchkneten. Den Teig zu einer Kugel formen und zugedeckt in einer mit Mehl ausgestreuten Schüssel an einem warmen Ort ca. 40 Minuten gehen lassen.

2. Die **Äpfel** waschen, trocken reiben und mit Schale raspeln. Äpfel, Sesam und **Linsen** unter den Teig kneten. Form fetten und mit Mehl ausstreuen. Den Teig in die Form setzen, mit Mehl bestreuen und zugedeckt 1 Stunde gehen lassen. Den Backofen auf 200 °C vorheizen. Eine Schüssel mit Wasser auf den Boden des Ofens stellen und das Brot ca. 50 Minuten im Ofen (Mitte) backen.

Pro Scheibe: ca. 120 kcal, 2,55 g F, 20 g KH, 5,8 g EW
Inhaltsstoffe: Pektin, Eisen, Kalium, Kalzium, Phosphor, Vitamin E und B
Kategorie: Immun Plus

Info

Dinkel besitzt einen hohen Klebergehalt, *was dem Brot ein herzhaftes, nussiges Aroma verleiht. Außerdem überzeugt Dinkel durch seine herzfreundlichen ungesättigten Fettsäuren. Die gekeimten Linsen enthalten zudem unschlagbar viele Mineralstoffe und Vitamine.*

Sauerteigbrot mit Möhren

Hagebutten sind wahre Vitaminbomben und helfen gegen Erkältungen.

Für eine Kastenform von 30 cm Länge (ergibt ca. 30 Scheiben à 66 g)
1 Beutel flüssiger Natursauerteig (150 g)
750 g Roggenvollkornmehl
100 g angekeimte Gerste (aus ca. 50 g getrocknete Gerste, zwei Tage vorher ansetzen)
2 Päckchen Trockenhefe
1 TL Zucker, 4 TL Salz
500 g lauwarme Buttermilch
200 g Möhren
50 g in Wasser eingeweichte Hagebutten
100 g Leinsamen
Mehl zum Arbeiten
Fett für die Form

1. Den **Sauerteig** im Beutel 15 Minuten in warmes Wasser legen. **Mehl, Gerste, Trockenhefe, Zucker** und **Salz** mischen. Mit dem Sauerteig und der **Buttermilch** gründlich verkneten. Bei Bedarf noch Mehl hinzufügen. Teig zur Kugel formen und zugedeckt in einer mit Mehl ausgestreuten Schüssel an einem warmen Ort 2 Stunden gehen lassen.

2. Die **Möhren** waschen, das Grün abschneiden. Möhren samt Schale raspeln und mit den **Hagebutten** und den **Leinsamen** unter den Teig kneten. Eine Kastenform fetten und mit

Mehl ausstreuen. Den Teig in die Form setzen, mit Mehl bestreuen und zugedeckt an einem warmen Ort 2 Stunden gehen lassen. Den Backofen auf 200 °C vorheizen. Eine Schüssel mit Wasser auf den Boden des Ofens stellen und das Brot für ca. 50 Minuten im Ofen (Mitte) backen.

Pro Scheibe: ca. 120 kcal, 1,65 g F, 20 g KH, 6 g EW
Inhaltsstoffe: Ballaststoffe, Lecithin, Vitamin C, Carotin, ungesättigte Fettsäuren, Pektin
Kategorie: Immun Plus

Info

Die Milchsäurebakterien im Sauerteig bilden Aromastoffe *und regen die Bildung von Verdauungssäften an. Hafer ist reich an Ballaststoffen, die den Cholesterinspiegel und ebenfalls die Verdauung positiv beeinflussen.*

Kaffee mit Ingwermilch

Ätherische Öle des Ingwers beruhigen den Magen und ergänzen das Koffein in seiner anregenden Wirkung.

Für 2 Becher
20 g frischer Ingwer
200 ml Milch (1,5 % Fett)
200 ml Filterkaffee

1. Den **Ingwer** schälen, fein würfeln, mit der **Milch** zum Kochen bringen und etwa 5 Minuten ziehen lassen.

2. Die Ingwermilch durch ein Sieb in zwei Tassen schütten und den **Kaffee** hinzugeben.

Tipp: Kaffee ohne Milch und ohne Zucker hat nahezu keine Kalorien. Die Milch macht den Kaffee jedoch verträglicher, und durch Milchfette wird die Aufnahme des Koffeins verlangsamt und dessen Wirkung verlängert. Milch ist basisch und neutralisiert die Reizwirkung der Kaffeesäuren.

Pro Portion: ca. 53 kcal, 2 g F, 6 g KH, 4 g EW
Inhaltsstoffe: ätherische Öle, Bitterstoffe, Koffein, Kalzium
Kategorie: Happy Mood

Hot Chocolate mit Chili

Capsaicin im Cayennepfeffer regt Kreislauf und Durchblutung an, Theobromin im Kakao macht glücklich.

Für 1 Portion
2 Stück (8 g) Bitterschokolade (60 %)
1 TL Kakaopulver
1 Msp. gemahlener Cayennepfeffer
200 ml Milch (1,5 % Fett)

1. **Bitterschokolade** grob zerkleinern, mit **Kakaopulver** und **Cayennepfeffer** in einer Kanne mit 200 ml kochendem Wasser übergießen. Umrühren, bis sich alles vom Boden gelöst hat.

2. **Milch** nach Geschmack erwärmen oder aufschäumen, über die Schokolade gießen.

Tipp: Je höher der Kakaoanteil in der Schokolade, desto anregender und gesünder ist das Getränk, denn Kakao enthält Koffein und Theobromin. Wer's süßer mag, gibt etwas braunen Zucker zu. Cayennepfeffer unterstützt die anregende Wirkung und tut dem Magen gut. Wenn Sie möchten, können Sie die Menge des Cayennepfeffers erhöhen.

Pro Portion: 148 kcal, 11 g F, 15 g KH, 8 g E
Inhaltsstoffe: Capsaicin, Theobromin, Koffein, Kalzium
Kategorie: Fatburner

Thymian-Orangen-Honig
mit Nüssen

Haselnüsse sind besonders reich an Lecithin – und das beruhigt die Nerven. Die Orangenschale enthält gesundheitsfördernde Bioaktivstoffe.

Für ca. 18 Portionen (à 20 g)
90 g ganze Haselnusskerne
1 unbehandelte Orange
1 Zweig (Zitronen-)Thymian
250 g Honig

1. Die **Haselnüsse** grob hacken und in einer Pfanne ohne Fett rösten, bis sie anfangen zu duften. Abkühlen lassen.

2. Für die Orangenzesten die **Orange** heiß waschen, abtrocknen und mit einem Zestenreißer Streifen von der Schale abziehen. Die Streifen fein hacken, mit den Nüssen und dem **Thymianzweig** in ein Schraubglas geben. Zuletzt den **Honig** einfüllen. Das Glas einmal täglich auf den Kopf stellen. Unbegrenzt haltbar.

Pro Portion: ca. 76 kcal, 3 g F, 11 g KH, 1 g EW
Inhaltsstoffe: Lecithin, Flavone, ungesättigte Fettsäuren, Thymol
Kategorie: Immun Plus

Info

Der Honig liefert eine gesunde Süße – ideal für Süßliebhaber. Durch die Vielfalt seiner Inhaltsstoffe hat er einen hohen ernährungsphysiologischen Wert. Neben Zuckerverbindungen kommen in Honig zahlreiche Mineralien, Pollen, Inhibine, Aromastoffe und andere organische Verbindungen vor. Sie steuern biologische Abläufe und unterstützen den Stoffwechsel. Kochen und Backen zerstören diese Wirksubstanzen.

Trockenfruchtaufstrich
mit Mandeln

Cranberrys schützen vor Blasenentzündungen. Ihre Pektine helfen außerdem, den Cholesterinspiegel zu senken.

Für ca. 18 Portionen (à 25 g)
3 EL Mandelstifte
90 g Rosinen
90 g getrocknete Cranberrys
150 ml Apfelsaft

1. Die **Mandelstifte** in einer Pfanne ohne Fett goldgelb rösten.

2. In der Zwischenzeit die **Rosinen** und **Cranberrys** fein hacken. Den **Apfelsaft** erwärmen, die Früchte zugeben, einmal aufkochen und bei schwacher Hitze 5 Minuten quellen lassen. Zum Schluss die Mandelstifte unterrühren. Das Ganze in ein Glas umfüllen. Im Kühlschrank 2 bis 3 Wochen haltbar.

Tipp: Sie können diesen Aufstrich mit anderen Trockenfrüchten variieren: Aprikosen, Äpfel, Pflaumen oder auch Berberitzen.

Pro Portion ca. 49 kcal, 1 g F, 8 g KH, 1 g EW
Inhaltsstoffe: Pektin, Vitamin C, Magnesium, Eisen, Vitamin A
Kategorie: Immun Plus

Konfitüre bitter-sweet

Das Serotonin und die B-Vitamine der Banane sorgen für gute Laune.

Für ca. 10 Portionen (à 25 g)
125 g frische Himbeeren
1/2 unbehandelte Zitrone
1/2 Banane
1–2 EL Zucker
3–4 Messlöffel Bindobin
3 Kaffirlimettenblätter oder Zitronenmelissenblätter

1. Die **Himbeeren** verlesen und säubern. Die **Zitrone** heiß waschen, die Schale abreiben und den Saft auspressen. Die **Banane** schälen und in Stücke schneiden.

2. Die Früchte mit 1 Esslöffel Zitronensaft und der Schale im Mixer pürieren. **Zucker** und **Bindobin** hinzufügen und alles erneut mixen.

3. Zuletzt die **Kräuterblätter** waschen, sehr fein hacken und mit einem Löffel unterrühren. Die Konfitüre in ein verschließbares Glas füllen. Im Kühlschrank ist sie etwa 1 Woche haltbar.

Pro Portion: ca. 25 kcal, 0 g F, 6 g KH, 0 g EW
Inhaltsstoffe: Serotonin, B-Vitamine, Folsäure, Magnesium, Kalium, Zink, Jod
Kategorie: Happy Mood

Omega-3-Aufstrich
mit Ingwer

Margarine mit viel Omega-3-Fettsäuren beugt nachweislich Arteriosklerose vor. Walnüsse ebenfalls. Zitronat besteht aus Schale und enthält Limonen.

Für ca. 16 Portionen (à 20 g)
125 g Walnüsse
1 unbehandelte Zitrone
125 g Omega-3-Margarine
1 Stück frischer Ingwer (ca. 10 g)
50 g Zitronat

1. Die **Walnüsse** ohne Fett in einer Pfanne anrösten, bis sie zu duften beginnen. Abkühlen lassen.

2. Die **Zitrone** heiß waschen, abtrocknen und die Schale zur **Margarine** reiben. Eine Zitronenhälfte auspressen. Den **Ingwer** schälen, grob würfeln. Alle Zutaten und das **Zitronat** im Mixer fein zerkleinern und in ein verschließbares Glas füllen. Anschließend im Kühlschrank aufbewahren – 2 bis 3 Wochen haltbar.

Pro Portion: ca. 79 kcal, 7 g F, 3 g KH, 1 g EW
Inhaltsstoffe: Omega-3-Fettsäuren, Limonen, Vitamin C
Kategorie: Heart Healthy

Info

Nüsse sind wahre Kraftpakete – *sie sind schließlich Ursubstanz für einen neuen Baum. Sie haben einen hohen Eiweißgehalt und liefern Mineralstoffe wie Eisen, Zink, Kalzium und Phosphor. Sie sind reich an einfach und mehrfach ungesättigten Fettsäuren, Carotinoiden und Flavonoiden. Ihr Gehalt an Lecithin macht Nüsse zur gesunden Nervennahrung. Walnüsse enthalten viele Omega-3-Fettsäuren.*

Schoko-Creme mit Datteln

Eine leichte Variante für Schokoholics.
Datteln sind reich an B-Vitaminen
sowie Kalzium und Eisen.

Für ca. 16 Portionen (à 20 g)
200 ml weißer Traubensaft
30 g Vollkorngrieß
2 – 3 getrocknete Datteln
30 g Haselnusskerne
1 TL Kakaopulver
1 TL Vanillezucker

1. Den Traubensaft zum Kochen bringen. Grieß unter Rühren einrieseln lassen, 2 Minuten kochen und abkühlen lassen.

2. Die Datteln entsteinen, klein schneiden und mit den Haselnüssen, dem Kakaopulver und dem Vanillezucker zum Grieß geben. Alles im Mixer fein pürieren, in einem Schraubglas im Kühlschrank aufbewahren. Hält knapp 1 Woche.

Pro Portion: ca. 37 kcal, 1 g F, 6 g KH, 1 g EW
Inhaltsstoffe: Kalzium, Eisen, B-Vitamine
Kategorie: Happy Mood

Apfelmilchreis mit Mandeln

Das Vitamin A der Mandeln ist gut für
die Augen. Apfel und Mandelschale lie-
fern verdauungsfördernde Ballaststoffe.

Für 1 Portion
1 unbehandelter Apfel
160 ml Apfelsaft
40 g Instant-Milchreis (ohne Zusatz)
oder Reisflocken
15 g gehackte Mandeln (mit Haut)
1 EL Sahne

1. Den Apfel gründlich waschen, vierteln, das Kerngehäuse entfernen und die Viertel in kleine Würfel schneiden.

2. Den Apfelsaft in einem Topf aufkochen. Den Milchreis unter Rühren einstreuen und 1 Minute kochen lassen. Mischung vom Herd nehmen und zugedeckt 3 bis 5 Minuten quellen lassen. Die Apfelwürfel und die gehackten Mandeln unterrühren. Bei Tisch die Sahne darübergeben.

Pro Portion: ca. 405 kcal, 13 g F, 64 g KH, 6 g EW
Inhaltsstoffe: Vitamin A, Kalium, Kalzium, Vitamin C, Ballaststoffe, Eisen, Phosphor
Kategorie: Happy Mood

Grundrezept Frischkornbrei

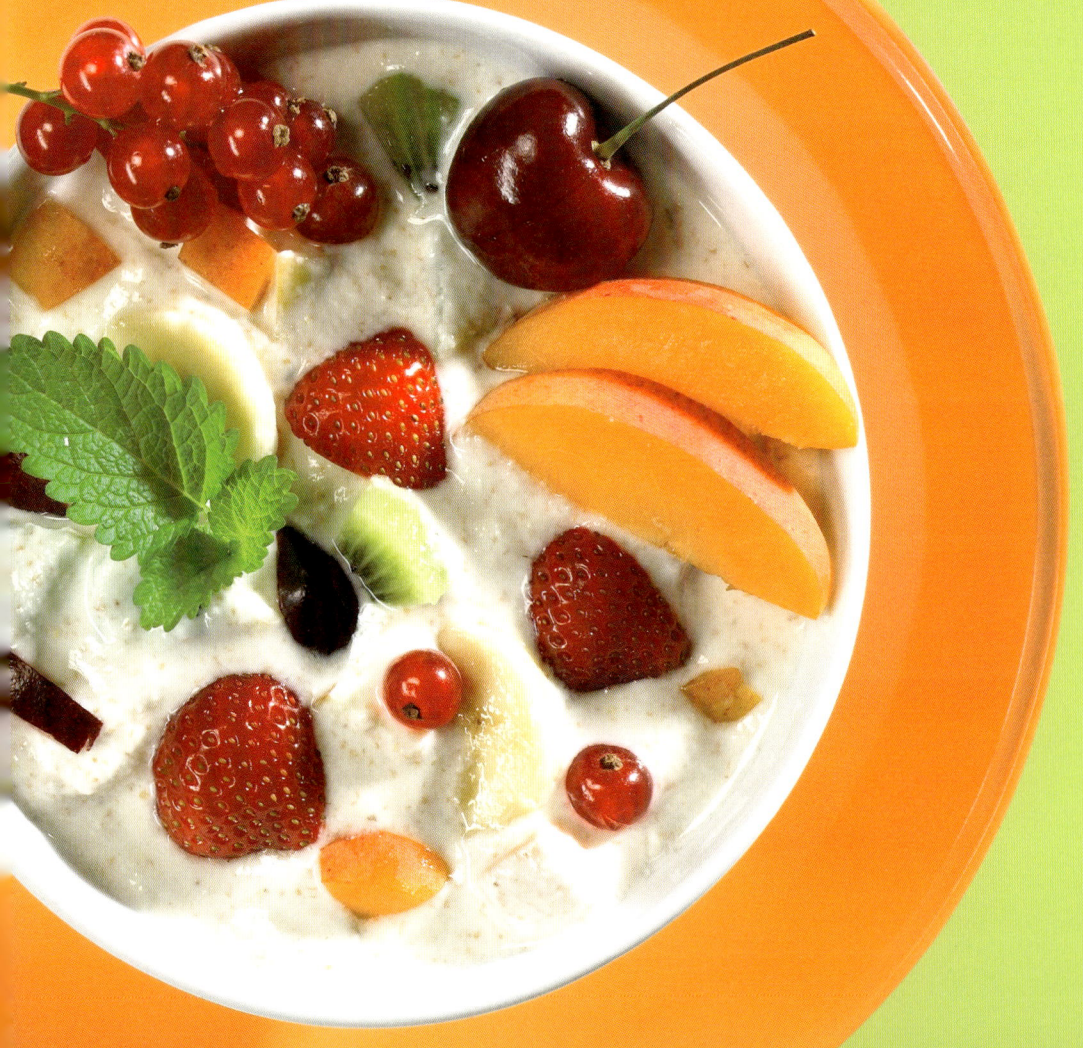

Grundrezept **Frischkornbrei**

In dem Brei sind alle wichtigen Vitamine und Mineralstoffe des Getreides vollständig erhalten. Mit Joghurt, Obst und Süße ein perfektes Frühstück.

Für 1 Portion
3 EL Getreide nach Wahl (Roggen, Dinkel, Gerste, Weizen, Hafer)
125 g probiotischer Joghurt
60 g kleingeschnittene Früchte, z. B. Apfel, Erdbeeren, Kiwi, Pfirsich
1 TL Honig oder Agavendicksaft

1. Das **Getreide** oder die Mischung in einer Getreide- oder Kaffeemühle mittelfein mahlen. In eine Schüssel geben und mit 3 Esslöffel Wasser begießen, sodass ein zäher Brei entsteht. Abdecken und über Nacht im Kühlschrank quellen lassen.

2. Diesen Grundbrei mit dem **Joghurt** (probiotisch) und den kleingeschnittenen oder geraspelten **Früchten** Ihrer Wahl verfeinern. Mit dem **Honig** oder **Agavendicksaft** süßen.

Tipp: Wer Frischkorn nicht gut verträgt, kann das Müsli auch morgens mit 5 bis 6 Esslöffel Getreideflocken zubereiten. Hafer ist so weich, dass er sich auch mit einer Flockenpresse frisch quetschen lässt. Ideal sind Hafer-

kleiefleks, weil sie extra viel Ballaststoffe enthalten. Kernobst unbedingt mit Schale raspeln – sie enthält die meisten Bioaktivstoffe!

Pro Portion: ca. 309 kcal, 3 g F, 58 g KH, 11 g EW
Inhaltsstoffe: Phytinsäure, Ballaststoffe, Eiweiß, ungesättigte Fettsäuren, Vitamin B und E, Eisen, Magnesium
Kategorie: Immun Plus

Info

Erst durch das Einweichen entfaltet das Getreide seine volle Kraft. *Es bilden sich die begehrten Enzyme, die zur optimalen Verwertung der Nährstoffe im Organismus nötig sind. Studien zeigen, dass die in Getreidekörnern enthaltene Phytinsäure in der Lage ist, den Blutglucosespiegel sowie das Cholesterin im Blut zu senken.*

Pflaumenmus
mit Zimtaroma

*Die Ballaststoffe der Pflaumen regen
die Verdauung an. Verarbeiten Sie sie
ohne Zucker, steigt auch die Dichte an
Mineralstoffen.*

*Für ca. 15 Portionen (à 20 g)
1 kg Pflaumen
1 Zimtstange*

1. Die **Pflaumen** gründlich waschen, entsteinen und in Stücke schneiden. Mit der **Zimtstange** in einen Topf geben. Pflaumen bei schwacher Hitze offen in ca. 45 Minuten weich kochen.

2. Anschließend die Pflaumen in eine flache Auflaufform füllen, die Zimtstange entfernen. Die Pflaumen bei 120 °C im Backofen etwa 80 Minuten weiter einkochen lassen. Zwischendurch umrühren.

3. Wenn die Masse streichfähig ist, in ein Schraubglas (300 ml) umfüllen. Im Kühlschrank 2 bis 3 Wochen haltbar.

Pro Portion: ca. 31 kcal, 0 g F, 7 g KH, 1 g EW
Inhaltsstoffe: Kalzium, Phosphor, Eisen, Kalium, Natrium, Ballaststoffe
Kategorie: Basic Balance

Info

Die Fruchtsäuren der Pflaumen fördern die Sekretion der Speicheldrüsen und des Magensaftes – das regt den Appetit an. Da sie ein ideales Kalium-Natrium-Verhältnis besitzen, leisten Pflaumen einen guten Beitrag zur Regulation des Wasserhaushalts.

Raspelapfel
mit Zitronensaft

*Die Zitrone liefert reichlich Vitamin C,
die Walnüsse gesunde Omega-3-Fett-
säuren – die stärken Herz und Kreislauf.*

Für 1 Portion
1 unbehandelter Apfel
1 Zitrone
20 g Rosinen
20 g Walnüsse
1/2 TL Zimt

1. Den **Apfel** waschen, trocken reiben und vierteln.

2. Mit 2 Esslöffel **Zitronensaft**, den **Rosinen** und **Walnüssen** im Mixer grob zerhacken, mit **Zimt** würzen.

Tipp: Im Apfel sind ca. 10 000 verschiedene Bioaktivstoffe enthalten. Die wichtigsten sind Polyphenole. Diese wirken antioxidativ und beugen Herz-Kreislauf-Erkrankungen vor. Sie verbessern die Lungenfunktion und senken die Anfälligkeit für Asthma. Sie helfen außerdem Übergewicht und Diabetes (Typ 2) zu vermeiden. Übrigens: Die Bioaktivstoffe sitzen vor allem in der Randschicht der Frucht!

Pro Portion: ca. 265 kcal, 13 g F, 31 g KH, 4 g E
Inhaltsstoffe: Polyphenole, Ballaststoffe, Vitamin C, Omega-3-Fettsäuren
Kategorie: Immun Plus

Aprikosen
mit Ingwer-Mozzarella

*Aprikosen enthalten reichlich Eisen, das
durch das ebenfalls enthaltene Vitamin
C besser aufgenommen wird.*

Für 1 Portion
1/2 unbehandelte Orange
1 Stück frischer Ingwer (ca. 10 g)
1 TL Honig
80 g fettreduzierter Mozzarella
200 g Aprikosen
1/2 Bund Rucola

1. Die **Orange** heiß abwaschen, die Schale abraspeln, den Saft auspressen und beides in eine Schüssel geben. Den **Ingwer** schälen und dazureiben. Den **Honig** dazugeben und alles glatt rühren. **Mozzarella** in Scheiben schneiden und den Saft darüberträufeln, ziehen lassen.

2. Die **Aprikosen** waschen, vom Kern lösen und in dünne Spalten schneiden. **Rucola** waschen, auf dem Teller auslegen. Aprikosen und Mozzarella fächerförmig darauf anrichten und die restliche Marinade darüber verteilen.

Pro Portion: ca. 244 kcal, 7 g F, 26 g KH, 16 g EW
Inhaltsstoffe: Eisen, Betacarotin, Kieselsäure
Kategorie: Fatburner

Pfirsichschnitze mit Quarkcreme

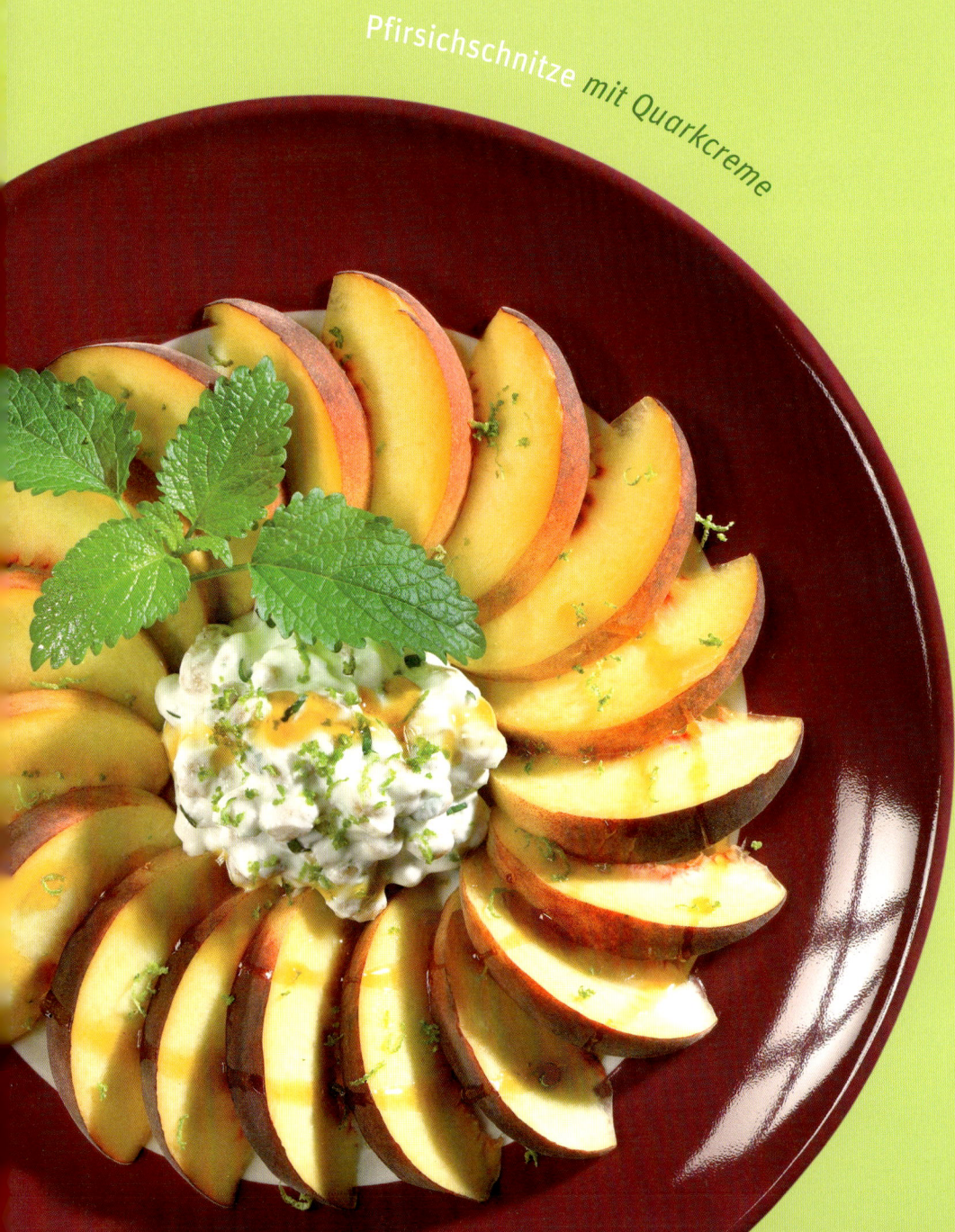

Pfirsichschnitze
mit Quarkcreme

Quark ist eine gute Eiweißquelle. Die Melisse wirkt entspannend, die Haferfleks mit Kleie süßen sanft und regen die Verdauung an.

Für 1 Portion
50 g Magerquark
1 Päckchen Vanillezucker
1 unbehandelte Limette
3 Blätter Zitronenmelisse
10 g Haferfleks mit Kleie
1 großer Pfirsich oder 1 Nektarine

1. Den **Quark** mit dem **Vanillezucker** glatt rühren. **Limette** waschen, etwas Schale abreiben, 1 EL Saft auspressen und beides zum Quark geben.

2. Die **Zitronenmelisse** waschen, fein schneiden und mit den **Haferfleks** unter die Quarkcreme rühren. Den **Pfirsich** gut waschen und in zwei Hälften vom Kern lösen. Die Hälften in Schnitze schneiden und auf einem Teller auslegen. Die Quarkcreme dazu reichen.

Pro Portion: ca. 166 kcal, 1 g F, 28 g KH, 9 g EW
Inhaltsstoffe: Kalium, Natrium, Eisen, Vitamin A, B und C, Zink
Kategorie: Immun Plus

Info

Pfirsiche und Nektarinen besitzen dank ihrer Fruchtsäuren appetitanregende Wirkung. Sie wirken außerdem harntreibend und entlasten so Lunge, Herz und Kreislauf. Immer mit der Haut essen! Direkt unter der Schale befinden sich die meisten Bioaktivstoffe.

Kaltgerührte **Konfitüre**

Vitamine, Mineralstoffe und auch Bio-aktivstoffe sind in rohen Früchten wir-kungsvoller als in erhitzten.

Für ca. 15 Portionen (à 20 g)
150 g Erdbeeren
100 g Johannisbeeren
1 TL Zitronensaft
2 – 3 EL Zucker
3 – 4 Messlöffel Bindobin

1. **Erdbeeren** und **Johannisbeeren** waschen, putzen und verlesen. Johannisbeeren mit einer Gabel von den Stielen streifen.

2. Beeren mit dem **Zitronensaft** und dem **Zucker** in den Mixer oder Blitzhacker geben und auf höchster Stufe fein pürieren.

3. **Bindobin** unterrühren und alles nochmals pürieren. Die Konfitüre in ein heiß ausgespültes Schraubglas (300 ml) füllen und dieses verschließen. Bleibt im Kühlschrank etwa 1 Woche frisch.

Pro Portion: ca. 15 kcal, 0 g F, 3 g KH, 0 g EW
Inhaltsstoffe: Vitamin C, Folsäure, Eisen, Ellagsäure, Kalzium, Phosphor
Kategorie: Immun Plus

Info

Beeren sind Powerpakete. *Sie enthalten viel Vitamin C und B-Vitamine und Mineralstoffe wie Eisen und Kalium. Außerdem sind sie reich an Ballaststoffen. Anthocyane verleihen den Beeren die Farben. Ihre ätherischen Öle, Farb- und Gerbstoffe regen den Appetit an und schützen das Herz und die Gefäße. Alle diese Stoffe sind übrigens auch in tiefgefrorenen Beeren enthalten.*

Beeren-Smoothie
mit Joghurt

*Regelmäßiger Verzehr von probioti-
schem Joghurt verbessert die Darmflora.
Weizenkeime sind ballaststoffreich und
regen die Verdauung an.*

*Für 1 Portion
75 g Brombeeren (oder andere
Beeren)
125 g probiotischer Joghurt
1 EL Weizenkeime
1 Msp. Vanillepulver
(aus dem Bioladen)
1/2 EL Agavendicksaft*

1. **Brombeeren** waschen und verlesen.

2. **Joghurt,** Brombeeren, **Weizenkeime,
Vanillepulver** und **Agavendicksaft**
im Mixer vermengen und fein pürieren. In ein Glas füllen und genießen.

Tipp: Smoothies sind sämige Drinks,
meist aus pürierten ganzen Früchten,
nach Belieben mit Joghurt oder anderen Bindemitteln gemischt.

Pro Portion: ca. 241 kcal, 6 g F, 37 g KH,
9 g EW
Inhaltsstoffe: Magnesium, Ballaststoffe,
Flavone, Eisen, Kalzium
Kategorie: Immun Plus

Beerenquark mit Buchweizen

*Quark liefert satt machendes Eiweiß,
Gerbstoffe aus der Heidelbeere entgiften
und beruhigen den Darm.*

*Für 1 Portion
125 g Heidelbeeren
150 g Magerquark
2–3 EL Zitronensaft
1 EL Agavendicksaft
1 EL Buchweizen*

1. **Heidelbeeren** waschen und verlesen. **Magerquark** mit **Zitronensaft**
und **Agavendicksaft** glatt schlagen.
Heidelbeeren unterheben. **Buchweizen** in einer Pfanne ohne Fett vorsichtig anrösten, bis er duftet.

2. Beerenquark mit dem gerösteten
Buchweizen bestreuen.

Tipp: Buchweizen enthält reichlich Kieselsäure, die Bindegewebe und Haar
stärkt. Geröstet ist er ein feiner Ersatz
für gehackte Nüsse.

Pro Portion: ca. 228 kcal, 1 g F, 28 g KH,
23 g E
Inhaltsstoffe: Mangan, Vitamin E, Eisen,
Gerbstoffe, Vitamin C, Eisen, Anthocyan
(Farbstoff)
Kategorie: Immun Plus

Ananas-Müsli mit Kokos

Ananas liefert natürliche Süße. Ihre Inhaltsstoffe regen Appetit und Verdauung an.

> *Für 1 Portion*
> *2 EL kernige Haferflocken*
> *1 EL ungeschälte Sesamsamen*
> *150 g frische Ananas*
> *75 ml Kokosmilch*
> *(Dose oder Tetrapak)*
> *1 TL Vanillehonig nach Belieben*

1. **Haferflocken** und **Sesam** in einer beschichteten Pfanne anrösten, bis die Mischung anfängt zu duften.

2. **Ananas** schälen, den Strunk wegschneiden und das Fruchtfleisch in kleine Würfel schneiden. Mit den Sesamflocken vermischen. **Kokosmilch** über das Müsli geben und nach Wunsch mit **Honig** süßen.

Tipp: Ananas enthält eiweißspaltende Enzyme, deshalb nicht mit Kuhmilchprodukten mischen: Sie werden bitter. Mit Kokosmilch passiert das nicht; diese ist übrigens generell eine gute Alternative für Milchallergiker.

Pro Portion: ca. 286 kcal, 9 g F, 42 g KH, 6 g EW
Inhaltsstoffe: Eisen, Folsäure, Vitamin C, Zink, Biotin, Jod, Enzyme
Kategorie: Happy Mood

Info

Ananas wirkt mit viel Vitamin C, Folsäure, Biotin und Selen wie eine Frischzellenkur. *In ihr steckt außerdem ein Cocktail an Enzymen (Bromelain, Ananase und Extranase), die eine Verdünnung des Blutes bewirken, den Blutdruck senken und Entzündungen verhindern. Serotonin aus der Ananas kann die Stimmung aufhellen.*

Melone mit Schinken

Durch ihren hohen Wassergehalt wirken Melonen harntreibend. Essen Sie sich satt daran!

Für 1 Portion
1/2 Charentais-Melone
6 Scheiben Parmaschinken
1 Scheibe Knäckebrot

1. Die Kerne im Inneren der **Melone** mit einem Löffel entfernen. Die Melone in 6 Segmente schneiden und diese von der Schale befreien.

2. Jeweils 1 Stück Melone mit einer Scheibe **Parmaschinken** belegen. Das **Knäckebrot** dazu essen.

Tipp: Lagern Sie ganze Melonen nicht im Kühlschrank: Mit zunehmender Reife steigt der Carotinoidgehalt.

Pro Portion: ca. 210 kcal, 4 g F, 22 g KH, 20 g EW
Inhaltsstoffe: Carotinoide, Kalium, Kalzium, Phosphor, Fluor, Zink, Bitterstoffe, Nickel, Magnesium
Kategorie: Happy Mood

Mangomilch mit Haferkleie

Haferkleie liefert hochwertiges Eiweiß für den Zellaufbau und versorgt den Körper mit den Nervenvitaminen B_1 und B_6.

Für 1 Portion
1/2 reife Mango
2 EL Vanillejoghurt
150 ml Milch
1 EL Haferkleie

1. Die **Mango** mit einem Sparschäler dünn schälen und das Fruchtfleisch vom Kern schneiden.

2. Fruchtfleisch grob würfeln und mit **Joghurt, Milch** und **Haferkleie** fein pürieren. Mit einem Strohhalm servieren.

Tipp: Wenn Sie mittags nur eine Suppe essen, können Sie die doppelte Menge Mangomilch zubereiten und eine Hälfte als zweites Frühstück mitnehmen. Da sie nachdickt, Löffel nicht vergessen!

Pro Portion: ca. 206 kcal, 5 g F, 30 g KH, 10 g EW
Inhaltsstoffe: Vitamin B_1 und B_6, Eiweiß, Carotin, Flavone
Kategorie: Happy Mood

Grapefruit mit Parmesan

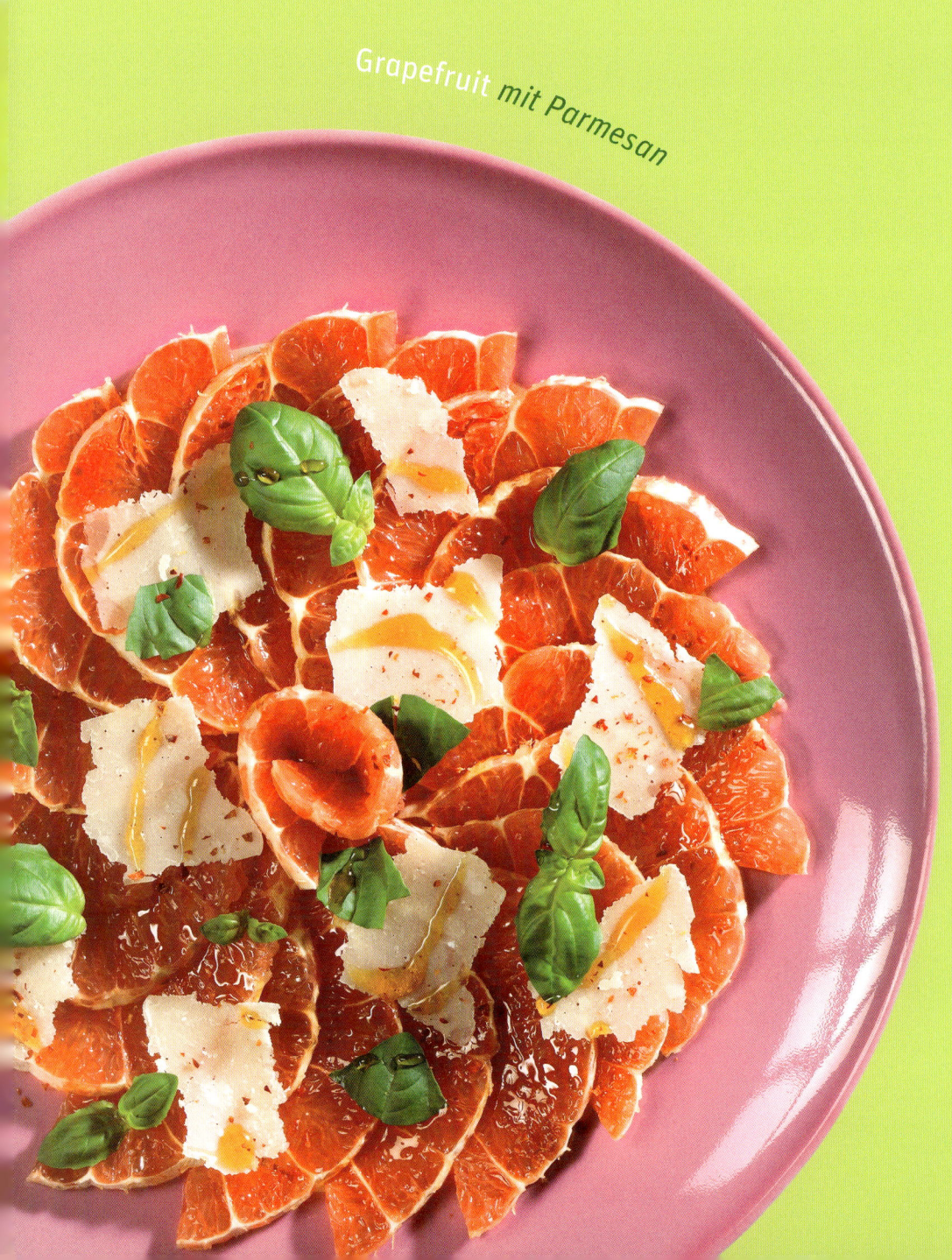

Grapefruit mit Parmesan

*Grapefruits strotzen vor Betacarotin,
das zellschützende Wirkung besitzt.
Bitterstoffe und Chilischärfe regen die
Verdauung an.*

*Für 1 Portion
1 unbehandelte rosa Grapefruit
(ca. 250 g)
40 g Parmesan
1 – 2 TL Apfeldicksaft
Pul Biber (Chiliflocken; türkischer
Lebensmittelladen)
einige Basilikumblätter*

1. Die Grapefruit schälen, halbieren und die Hälften in Scheiben schneiden.

2. Parmesan über die Grapefruit hobeln. Apfeldicksaft darüberträufeln. Etwas Pul Biber darüberstreuen. Die Basilikumblätter klein zupfen und auf die Grapefruit geben.

Tipp: Wer mag, isst dazu 1 Scheibe Vollkornknäckebrot. Schmeckt auch mit Orangen.

Pro Portion: ca. 279 kcal, 15 g F, 20 g KH, 11 g EW
Inhaltsstoffe: Betacarotin, Vitamin C, Flavonoide, Eiweiß
Kategorie: Immun Plus

Info

Zitrusfrüchte enthalten in der weißen Haut methylierte Flavonoide *(Tangeritin, Nobiletin). Man vermutet, dass diese Zellen vor freien Radikalen schützen, Alterungsprozesse bremsen und das Krebsrisiko senken. Deshalb sollte »das Weiße« nicht vollständig entfernt werden. In der Oberfläche steckt Limonen, das für Aroma sorgt und antioxidativ wirkt. Wichtig: Früchte müssen unbehandelt sein.*

Was mache ich, wenn …

… ich den Frischkornbrei zubereiten möchte, aber keine Getreidemühle habe?

In der Regel gibt es in Naturkostläden oder Reformhäusern die Möglichkeit, Getreide schroten zu lassen. Damit der Vitaminverlust so gering wie möglich ist, sollten Sie das Getreide zu Hause in Portionen einfrieren und innerhalb von etwa 2 Monaten verbrauchen.

… ich auswärts frühstücken muss?

Im besten Fall gibt es ein Büfett mit einer Auswahl an frischem Obst und Gemüse. Durch eine große Portion können Sie sich damit schon morgens eine Menge Vitamine sichern. Als kleiner Tipp: Gemüse findet sich häufig als Dekoration auf Aufschnittplatten. Dazu noch etwas Quark, der enthält viel Eiweiß und macht lange satt. Einen Bogen sollten Sie jedoch um Früchtekompott und um Knuspermüsli machen, beides enthält enorm viel Zucker und nur geringe Mengen an Bioaktivstoffen. Gibt es kein Obst oder Gemüse, so lassen Sie das Frühstück keinesfalls ausfallen, greifen Sie zu Vollkornprodukten und Honig, oder wenn Sie es herzhaft mögen, zu Frischkäse oder fettarmem Schinken oder etwas Fisch – oder einem gekochten Ei.

… ich keine Milch vertrage?

Wenn Sie unter einer Lactose-Intoleranz leiden, gibt es die Möglichkeit, auf lactosefreie Milch und Milchprodukte auszuweichen. Bei einer Allergie gegen Milchproteine sind Sojaprodukte eine gute Alternative. Es gibt Sojadrinks in vielen Geschmacksrichtungen, die Variante »Natur« ist am vielseitigsten, da sie sowohl für die Zubereitung von süßen als auch von herzhaften Gerichten geeignet ist.

… ich morgens nur wenig Zeit habe, um mir ein Frühstück zu machen?

In diesem Fall wäre beispielsweise der Frischkornbrei ideal, weil das Getreide dafür bereits am Abend vorher eingeweicht wird. Als fruchtige Ergänzung können Sie einige Beeren hinzugeben, oder ein bis zwei Esslöffel der kaltgerührten Beerenkonfitüre und einen Apfel auf die Hand.

… ich mein Frühstück mitnehmen möchte?

Besonders gut können Sie beispielsweise die Aprikosen mit Ingwer-Mozzarella vorbereiten und mitnehmen, die Marinade kann bis zum Verzehr gut einziehen. Ebenso gut können Sie den Beerenquark mitnehmen, streuen Sie den Buchweizen erst kurz vor dem Essen darüber, dann bleibt er knusprig.

... ich keinen Blitzhacker oder Mixer habe? Reicht es aus, die Lebensmittel fein zu hacken?

Die Zubereitung im Blitzhacker vereinfacht die Zubereitung, aber selbstverständlich können Sie Nüsse auch mit dem Messer hacken. Für die Konfitüre reicht das allerdings nicht aus, die Früchte sollten püriert sein. Ideal ist ein kleiner Zusatzmixer zum Pürierstab (mind. 600 Watt).

... ich keine frischen Früchte bekomme?

Sie können frische Früchte gut durch tiefgekühlte ersetzen, diese werden direkt nach der Ernte eingefroren und haben alle wertvollen Inhaltsstoffe. Tabu sind Konserven, sie enthalten weniger Vitamine, sind aber stark gezuckert. Nehmen Sie stattdessen besser eine andere Obstsorte.

... ich nicht selbst Brot backe?

In Zusammenarbeit mit ausgewählten Handwerksbäckern habe ich ein »Dinkel aktiv-Brot« entwickelt, das durch Dinkelvollkorn, Molke und Apfel einen hohen Gehalt an Bioaktivstoffen besitzt. Fragen Sie Ihren Bäcker danach. Alternativ sollten Sie sich an reines Vollkornbrot ohne Kerne und Saaten halten. 1 Scheibe sollte etwa 50 g haben. Frieren Sie das Brot am besten scheibenweise ein – Sie brauchen ja nicht so viel auf einmal.

... ich morgens nichts mag?

Ein Heißgetränk ist Pflicht – und ein kleiner probiotischer Joghurt. Das Frühstück dann mitnehmen und vormittags essen. Aber nicht ständig davon snacken, sondern als eine Mahlzeit essen. Wenn die Zeit für die Vorbereitung fehlt: Zwei Portionen Obst und 20 g Nüsse oder Mandeln tun's auch.

... ich kein Obst mag?

Auch Getreide und Gemüse liefern viele Kohlenhydrate, die morgens wichtig sind. Essen Sie ein bis zwei Scheiben Dinkelaktivbrot (oder eines unserer selbstgebackenen Brote) mit Magerquark und Tomatenscheiben oder mit einem Ei oder mit Putenschinken oder mit einem vegetarischen Brotaufstrich. Statt Butter oder Margarine fettarmen Frischkäse verwenden. Wer zwei große Tassen Milchkaffee trinkt (natürlich ohne Zucker), sollte lieber nur eine Brotscheibe essen. Unbegrenzt sind Tomaten, Gurke, Möhren oder Knabberkohlrabi erlaubt – oder sauer eingelegtes Gemüse.

... ich Tee mit Honig trinke?

1 Tasse mit 1 TL Honig brauchen Sie nicht berücksichtigen. Bei größerem Teehunger lieber mit Süßstoff oder mit Stevia süßen. Das gilt auch für Fans aller süßen Tee- und Kaffeespezialitäten, die sich im Laufe des Tages ab und zu eine Tasse gönnen.

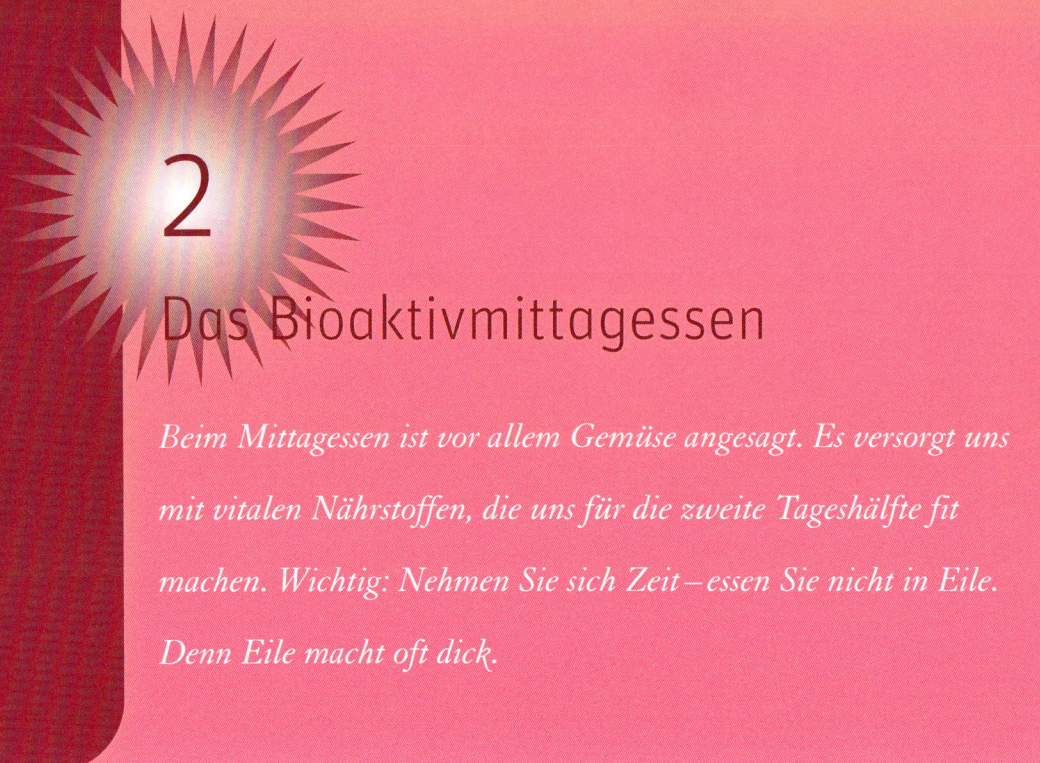

2

Das Bioaktivmittagessen

Beim Mittagessen ist vor allem Gemüse angesagt. Es versorgt uns mit vitalen Nährstoffen, die uns für die zweite Tageshälfte fit machen. Wichtig: Nehmen Sie sich Zeit — essen Sie nicht in Eile. Denn Eile macht oft dick.

Richtig satt essen – mit viel Gemüse

Gemüse enthält nur wenige Kalorien. Dafür aber jede Menge Vitamine, Mineralstoffe und gesundheitsfördernde Bioaktivstoffe. Da können Sie sich richtig satt essen. Aufgrund der unendlichen Vielzahl von Sorten kommt dabei auch geschmacklich keine Langeweile auf. Aber Vorsicht! Finger weg von frittierten Kreationen oder Gemüseauflauf mit viel Sahne und reichlich überbackenem Käse. Hier wird auch Gemüse zur Kalorienbombe.

Je intensiver der Geschmack …

… desto gesünder die Inhaltsstoffe. Mittags gibt's die eher etwas schwer verdaulichen Sorten, die aber mit scharfen, anregenden Gewürzen wie Ingwer, Chili oder Pfeffer bekömmlicher werden. Die unterschiedlichen Gemüsearten sind jeweils auf einer Doppelseite zusammengefasst. Die Rezepte sind jeweils für zwei Portionen: Sie können also für zwei Mahlzeiten kochen. Die Suppen reichen für zehn Mahlzeiten — wenn die Zeit knapp ist, kann eine Suppe Ihnen über die ganze Woche helfen. Oder aber Sie frieren einzelne Portionen ein. Sie finden viele Gerichte, die Sie an den Arbeitsplatz mitnehmen können. Sie können die Mittag-Rezepte übrigens auch abends essen — nur nicht zu spät!

Bausteine des Mittagessens

Egal, ob Sie in der Kantine essen oder zu Hause kochen, achten Sie darauf, dass das Mittagessen aus drei Bestandteilen besteht: eine Portion Gemüse oder Salat, eine Portion Fleisch oder Fisch und eine

Portion Sättigungsbeilage wie Nudeln, Reis oder Kartoffeln. Dabei vor allem zu Vollkornprodukten greifen. Sie enthalten wertvolle Ballaststoffe, die lange satt machen und den Blutzuckerspiegel nur langsam ansteigen lassen. Die Gemüseportion sollte mengenmäßig stets den größten Anteil ausmachen (siehe Seite 112/113). Wer mit Übergewicht zu kämpfen hat, sollte öfter die Gemüseportion verdoppeln und die Sättigungsbeilage weglassen. Bei Fisch und Fleisch zu fettarmen Sorten greifen.

Trinken nicht vergessen!

Zu jeder Mahlzeit sollten Sie auch etwas trinken. Denn wer nicht ausreichend trinkt, bei dem leidet am Nachmittag schnell die Konzentration und Leistungsfähigkeit. Stellen Sie deshalb beim Tischdecken gleich ein Glas bereit, oder nehmen Sie sich eine Flasche Wasser mit ins Büro. So tun Sie ganz nebenbei und ohne große Anstrengung etwas für Ihren Flüssigkeitshaushalt. Im Winter tut auch eine Thermoskanne Tee oder einfach heißes Wasser gut.

Die richtige Zubereitung

Um die gesunden Inhaltsstoffe nicht zu zerstören, sondern im Gegenteil optimal aufzunehmen, ist es wichtig, Gemüse schonend zuzubereiten. Dünsten ist Garen im eigenen Saft. Geben Sie anfangs etwas Öl dazu, dann brennt nichts an. Später gibt das Gemüse Saft ab und gart bei schwacher Hitze. Für Blattgemüse

gilt: Spinat oder Mangold einfach in einer Pfanne zusammenfallen lassen. So schmeckt das Gemüse aromatisch und mild. Feste Gemüsesorten wie Brokkoli oder Rosenkohl können, statt im Wasser gekocht, auch gedämpft werden. Dafür eignet sich entweder ein Dämpfeinsatz in einem Topf oder ein Elektrodämpfer. Der Vorteil: Gedämpftes Gemüse gart ganz ohne Fett. Wichtig ist dabei, den Deckel aufzulegen, sonst verdampft die Flüssigkeit, und das Gemüse brennt an. Beim Kochen im Wasser die Wassermenge niedrig halten und das Kochwasser verwenden: Es enthält einen Teil der wertvollen Inhaltsstoffe. Ideal ist auch der Wok. Klein geschnittenes Gemüse wird hier ohne Fett und Deckel einfach ganz kurz gebraten – so bleibt es schön knackig.

Und: keine Angst vor der Mikrowelle! Studien konnten keine negativen Veränderungen feststellen. Auch sie gart Ihr Essen schonend.

Gemüse möglichst mit Schale und Außenblättern verwenden

Pflanzen schützen sich mit Schale und Außenblättern vor UV-Strahlen und Fressfeinden. Deshalb enthalten gerade diese Teile besonders viele Schutzstoffe – die Bioaktivstoffe. Kaufen Sie bevorzugt unbehandelte Ware, und verwenden Sie möglichst Schale und Außenblätter mit.

2

Köstliche Mittagessen

Kräuter-Frittata mit Mandelkick

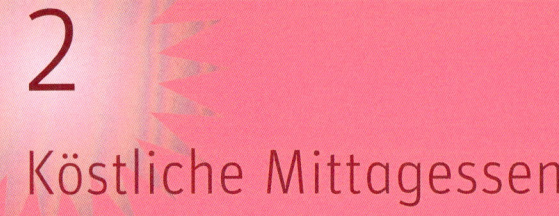

Kräuter-Frittata
mit Mandelkick

Die ätherischen Öle des Basilikums wirken magenstärkend. Die Bioflavone der Petersilie schützen die Gefäße.

Für 2 Portionen
je 1 Bund Petersilie, Basilikum
und Rucola
1 Zwiebel
1 Knoblauchzehe
2 EL Olivenöl
4 Eier
Salz, Pfeffer
frisch geriebene Muskatnuss
15 g ungeschälte Mandeln
2 Scheiben Bioaktivbrot oder
300 g Pellkartoffeln

1. Die Kräuter waschen, entstielen und hacken. Zwiebel und Knoblauch abziehen und klein schneiden. 1 Esslöffel Olivenöl in einer Pfanne erhitzen. Zwiebel und Knoblauch darin bei schwacher Hitze glasig dünsten. Kräuter dazugeben und kurz zusammenfallen lassen. Abkühlen lassen.

2. Die Eier in eine Schüssel aufschlagen, mit einer Gabel verrühren, salzen, pfeffern und mit Muskat würzen, Kräuter-Zwiebel-Mischung unterziehen. Mandeln hacken.

3. Die Pfanne mit 1 Esslöffel Öl erhitzen, Mandeln kurz anbraten, die Eimasse in die Pfanne geben und

bei mittlerer Hitze in ca. 7 Minuten zugedeckt stocken lassen. Die Frittata behutsam wenden und in 3 Minuten fertig braten. Warm oder kalt zum Brot oder mit Kartoffeln servieren. Dazu passt Tomatensalat.

Pro Portion: ca. 426 kcal, 24 g F, 28 g KH, 25 g E
Inhaltsstoffe: Eiweiß, Vitamin C, Kalium, Flavonoide
Kategorie: Fatburner

Info

Kräuter sind reich an ätherischen Ölen. So unterschiedlich wie die jeweilige Zusammensetzung ist natürlich auch die Wirkung dieser Inhaltsstoffe. Sie reicht von appetitanregend, krampflösend, blähungsmindernd bis blutdrucksenkend und stoffwechselanregend. Kräuter enthalten extrem viele Mineralstoffe, wie z. B. Eisen, und Vitamine, wie z. B. Vitamin C und Betacarotin.

Mittelmeersuppe –
variantenreich

Ätherische Öle des Fenchels regen die Durchblutung an und sind magenmild.

Für 10 Portionen (à ca. 150 ml)
Für die Suppe
2 Zwiebeln, 3 Knoblauchzehen
2 Stangen Lauch, 2 Paprikaschoten
2 Fenchelknollen, 3 Tomaten
3 EL Olivenöl, 3 EL Tomatenmark
Salz, Pfeffer
3 EL gehackte Mittelmeerkräuter
(z. B. Salbei, Oregano, Thymian,
Rosmarin)
3 Beutel Fencheltee

Für die Einlagen (pro Portion)
150 g Rinderlende + 2 EL Senf +
1 EL Schmant
oder: 150 g Fischfilet + 2 EL Pesto
oder: 150 g gegarte Nudeln +
30 gehackte Oliven
oder: 125 g Mozzarella + 2 EL
Ajvar (Paprikamus; aus dem Glas)

1. **Zwiebeln** und **Knoblauch** abziehen und in Würfel schneiden. Gemüse waschen und putzen, **Lauch** dazu längs aufschneiden und die gewaschenen Stangen in ca. 2 cm breite Streifen schneiden. **Paprika** und **Fenchel** in 1 cm breite Streifen schneiden, **Tomaten** in Spalten.

2. **Öl** in einem großen Topf (ca. 6 Liter Fassungsvermögen) erhitzen. Zwiebeln, Fenchel, Paprika und **Toma**-

tenmark anbraten. 2 Teelöffel **Salz,** etwas **Pfeffer** und die **Kräuter** zugeben, alles ca. 10 Minuten schmoren. 1 1/2 Liter Wasser zugießen und aufkochen. **Fencheltee** hineinhängen und bei schwacher Hitze ca. 5 Minuten ziehen lassen. Zuletzt die Tomaten zugeben und die Suppe abschmecken, Teebeutel entfernen. Suppe nach dem Abkühlen im Kühlschrank bis zu 4 Tagen aufbewahren oder einfrieren.

3. Von der Grundsuppe pro Portion ein Zehntel abschöpfen und eine Einlage wählen. **Fleisch** bzw. **Fisch** in mundgerechte Stücke schneiden, mit **Senf** bzw. **Pesto** bestreichen und ca. 5 Minuten in der kochend heißen Suppe ziehen lassen. **Nudeln** und **Oliven** kurz in der Suppe erwärmen. **Mozzarella** würfeln und zuerst in den Teller geben, die Suppe mit **Ajvar** darüberfüllen.

Pro Portion: (durchschnittlich)
ca. 380 kcal, 20 g F, 15 g KH, 25 g EW
Inhaltsstoffe: Carotin, Vitamin C und A, Kalzium, Lycopin, ätherische Öle
Kategorie: Immun Plus

Asia-Suppe – pikant exotisch

*Ingwer, Chili & Limettenblätter regen
Verdauung und Durchblutung an.*

Für 10 Portionen (à ca. 150 ml)
Für die Suppe
330 g Vollkornreis, Salz
5 Möhren, 300 g frischer Spinat
300 g Frühlingszwiebeln
300 g Champignons
3 EL Öl, 200 ml Kokosmilch
(Dose oder Tetrapak)
1 Stück frischer Ingwer (ca. 30 g)
2 milde Chilischoten
4 Kaffirlimettenblätter
Kurkuma, Pfeffer

Für die Einlagen (pro Portion)
150 g Hähnchenbrust + 1 EL
Kokosraspel
oder: 125 g Fischfilet + 1 EL
geröstete Sesamsamen
oder: 150 g Tomatentofu
oder: 150 g gegarte Garnelen +
1/2 TL Fünf-Gewürze-Pulver +
1 TL Sesamöl

1. Reis mit 1 Teelöffel Salz im Topf
trocken erhitzen, mit 350 ml Wasser
aufgießen, aufkochen, zugedeckt
ca. 30 Minuten bei schwacher Hitze
quellen lassen.

2. Inzwischen Gemüse waschen und
putzen. Möhren raspeln. Spinat von
Stielen befreien, die Blätter in fin-
gerbreite Streifen schneiden. Frühlingszwiebeln in feine Ringe schneiden. Champignons abbürsten und in
Scheiben schneiden. Das Öl im Wok
erhitzen und Möhren, Frühlingszwiebeln und Pilze darin ca. 5 Minuten
unter Rühren braten. Mit 1 1/2 Liter
Wasser auffüllen. Kokosmilch, Ingwer, Chilis, Limettenblätter,
1 Teelöffel Kurkuma und Pfeffer
dazugeben und aufkochen. Die Suppe 5 Minuten ziehen lassen. Zuletzt
den Spinat dazugeben und aufkochen lassen. Herd ausschalten. Suppe salzen und pfeffern. Nach dem
Abkühlen bis zu 4 Tage im Kühlschrank lagern.

3. Von der Suppe pro Portion ein Zehntel abschöpfen, etwa 100 g gegarten Reis hineingeben und jede Portion mit einer Einlage fertig stellen.
Hähnchen bzw. Fisch in Stücke
schneiden. Hähnchen mit Kokosras-
peln in die Suppe geben; Fisch mit
Salz, Pfeffer und Sesamsamen würzen, je 5 Minuten bei schwacher
Hitze in der Suppe ziehen lassen,
nicht kochen! Tofu würfeln und kurz
vor dem Servieren in die Suppe
geben. Garnelen mit dem Gewürz-
pulver bestreuen und ebenfalls nur
kurz erwärmen, Sesamöl darüberträufeln.

Pro Portion: (durchschnittlich)
ca. 395 kcal, 16 g F, 20 g KH, 30 g EW
Inhaltsstoffe: Vitamin A, B, D und E,
Folsäure, Eisen, Kalium, ätherische Öle
Kategorie: Immun Plus

Kartoffelsalat mit Würstchen

Festkochende Salatkartoffeln zählen zum »schlanken« Gemüse. Mehlige Sorten dagegen sind stärkereich und eher Dickmacher.

Für 2 Portionen
400 g Salatkartoffeln
Salz
1 Bund Radieschen
150 g Kirschtomaten
1 Paprikaschote
1 Bund Schnittlauch
50 ml Gemüsebrühe
2 EL Weißweinessig
2 EL Öl
2 EL Senf
Pfeffer
2 Wiener Würstchen (je 35 g)

1. **Kartoffeln** bürsten, in wenig Wasser mit **Salz** in ca. 15 Minuten garen. Gemüse waschen und putzen. **Radieschen** und **Tomaten** halbieren oder vierteln. Kerne und Trennwände der **Paprika** entfernen, Schote würfeln. **Schnittlauch** in Röllchen schneiden.

2. Für das Dressing **Gemüsebrühe** mit **Weißweinessig, Öl, Senf** und **Schnittlauch** verrühren, mit Salz und **Pfeffer** abschmecken. Kartoffeln noch warm pellen, in Scheiben schneiden und mit Radieschen, Paprika, Tomaten sowie dem Dressing vermengen. Kartoffelsalat etwas ziehen lassen.

3. **Wiener Würstchen** klein schneiden. Würstchen unter den Kartoffelsalat heben. Eventuell noch mal abschmecken, wenn nötig, Brühe zugeben.

Pro Portion: ca. 403 kcal, 22 g F, 36 g KH, 14 g EW
Inhaltsstoffe: Polyphenole, Kalium, Magnesium, Eisen, Ballaststoffe, Vitamin C und B
Kategorie: Basic Balance

Info

Kartoffeln enthalten hochwertiges Eiweiß. Sie wirken eher basenbildend im Körper. In und unter der Schale befinden sich die meisten Bioaktivstoffe: Also am besten vor dem Garen abrubbeln und mit Schale essen. Grüne Stellen abschneiden: Solanin ist giftig. Bei Sodbrennen und Übersäuerung wirkt roher Kartoffelsaft Wunder! Einfach roh raspeln und abtropfen lassen.

Kartoffelrösti mit Feta

Die Kombination von Kartoffeln und Feta liefert besonders hochwertiges Eiweiß für den Zellaufbau.

Für 2 Portionen
500 g Kartoffeln
300 g Möhren, Salz
Pul Biber (Paprikaflocken; türkischer Lebensmittelladen)
1 TL Kreuzkümmel, 2 EL Rapsöl
60 g Feta (griechischer Salzlakenkäse/griechischer Schafkäse)

1. **Kartoffeln** und **Möhren** unter dem Wasser mit dem Stahlschwamm abrubbeln und im Blitzhacker fein raspeln. Kräftig mit Salz, **Pul Biber** und **Kreuzkümmel** würzen.

2. 1 Esslöffel **Öl** in einer Pfanne erhitzen, die Kartoffel-Möhren-Masse in die Pfanne geben und flach drücken. Bei mittlerer Hitze zugedeckt ca. 10 Minuten backen. Rösti auf einen Teller stürzen. Restliches Öl in die Pfanne geben und Rösti zurück in die Pfanne gleiten lassen. Den **Feta** darüberbröckeln. Zugedeckt weitere 10 Minuten backen. Schmeckt warm und kalt. Dazu passt grüner Salat.

Pro Portion: ca. 394 kcal, 16 g F, 49 g KH, 11 g EW
Inhaltsstoffe: Betacarotin, Kalzium, Magnesium, Eiweiß
Kategorie: Basic Balance

Kartoffeln à la bolognese

Lycopin aus den Tomaten schützt die Gefäße. Zwiebel und Paprika stärken mit Vitamin C die Abwehrkräfte.

Für 2 Portionen
500 g Kartoffeln (Salat- oder Frühkartoffeln)
Salz, 1 Zwiebel, 1 EL Rapsöl
150 g mageres Rinderhackfleisch
Pfeffer
1 kleine Dose Tomaten (400 g)
1 rote Paprikaschote
3 – 4 Stengel frisches Basilikum

1. **Kartoffeln** unter fließendem Wasser abrubbeln, in wenig Wasser mit Salz etwa 15 Minuten garen. **Zwiebel** abziehen und fein hacken, in einer Pfanne im **Öl** andünsten. **Hackfleisch** zugeben, salzen und **pfeffern** und krümelig braun braten. **Tomaten** mit Saft dazugeben, Tomaten mit einem Löffel zerkleinern und alles 5 Minuten sanft kochen lassen.

2. **Paprika** waschen, putzen und fein würfeln. Kartoffeln abgießen, vierteln und mit den Paprikawürfeln in der Bolognese ziehen lassen, abschmecken. **Basilikum** waschen und über der Pfanne klein schneiden.

Pro Portion: ca. 379 kcal, 16 g F, 36 g KH, 21 g EW
Inhaltsstoffe: Lycopin, Vitamin C und K, Eisen, Zink
Kategorie: Immun Plus

Grüne Bohnen
mit Kartoffeln und Matjes

Die Pantothensäure der grünen Bohnen wirkt beruhigend. Die ätherischen Öle im Bohnenkraut machen die Bohnen besonders bekömmlich.

Für 2 Portionen
300 g Kartoffeln
Salz
500 g grüne Bohnen
1 Bund Frühlingszwiebeln
4–5 getrocknete Tomaten (in Öl)
Chilipulver
1 Bund Bohnenkraut oder Basilikum
150 g Matjesfilet

1. **Kartoffeln** unter Wasser abbürsten und in wenig Wasser mit **Salz** in ca. 20 Minuten bissfest kochen.

2. Inzwischen die **Bohnen** waschen, Enden abzwicken, eventuell einmal durchbrechen, **Zwiebeln** waschen, putzen und mit dem Grün in dünne Ringe schneiden. **Tomaten** abtropfen und in Streifen schneiden, mit den Zwiebeln (ohne weiteres Öl) andünsten. Die Bohnen zugeben, mit **Chili** und Salz würzen und ca. 25 Minuten schmoren. Eventuell etwas Wasser dazugießen.

3. Kartoffeln abgießen. **Bohnenkraut** waschen, Blätter abzupfen und unter die Bohnen ziehen. Bohnen mit Pellkartoffeln und **Matjes** servieren.

Variante: Statt Kartoffeln 2 Scheiben Bioaktivbrot reichen, Bohnen mit Aceto balsamico als Salat anmachen.

Pro Portion: ca. 397 kcal, 19 g F, 34 g KH, 23 g EW
Inhaltsstoffe: Vitamin C, Niacin, Pantothensäure, ätherische Öle, Kalium
Kategorie: Heart Healthy

Info

Grüne Bohnen enthalten viele Ballaststoffe *und helfen, den Cholesterinspiegel zu senken. Ihre Flavonoide, wie z. B. Quercetin, zählen zu den Polyphenolen und wirken als Bioaktivstoffe antioxidativ. Die Nikotinsäure aktiviert Enzyme und regt mit Eisen die Blutbildung an. Außerdem sind Bohnen reich an Glukokininen, die insulinähnliche Wirkung haben. Bohnen immer gegart essen: Roh sind sie giftig.*

Chili con Carne

Die Saponine in Kidneybohnen und anderen Hülsenfrüchten wirken antibiotisch und antioxidativ.

Für 2 Portionen
1 Zwiebel, 1 Knoblauchzehe
1 rote Paprikaschote
1 EL Rapsöl
150 g Rinderhackfleisch
Salz, Pfeffer, Chilipulver
1 Dose Kidneybohnen (425 ml)
1 Dose Tomatenstücke (425 ml)

1. Zwiebel und Knoblauch abziehen und würfeln, Paprikaschote waschen, putzen und würfeln.

2. Öl in einen Topf geben, Zwiebel und Knoblauch glasig dünsten. Hackfleisch zugeben und krümelig anbraten. Paprika zufügen und mit andünsten. Mit Pfeffer, Salz und 1 Teelöffel Chilipulver würzen.

3. Kidneybohnen mit dem Sud und die Tomaten zufügen und alles 5 Minuten bei schwacher Hitze kochen lassen.

Tipp: Statt der Bohnen aus der Dose 100 g getrocknete Bohnen über Nacht einweichen.

Pro Portion: ca. 340 kcal, 12 g F, 29 g KH, 29 g EW
Inhaltsstoffe: Saponine, Vitamin C, Zink, Kalium
Kategorie: Heart Healthy

Humus mit Rohkost

Kalzium und Phosphor der Kichererbsen helfen beim Vorbeugen von Osteoporose.

Für 2 Portionen
240 g Kichererbsen (aus der Dose)
1 Knoblauchzehe
40 g Tahin (Sesampaste; aus dem Bioladen)
1 EL Olivenöl
1–2 EL Joghurt (1,5 % Fett)
3 EL Zitronensaft
Salz, Chilipulver
2 EL gehackte Petersilie
400 g Gemüse, z. B. Paprika, Gurke, Möhren, Kohlrabi, Spargel, Sellerie
evtl. 2 Scheiben Vollkornknäckebrot

1. Kichererbsen in ein Sieb gießen, die Flüssigkeit auffangen. Knoblauch abziehen. Kichererbsen mit Knoblauch, Tahin, Öl, Joghurt und Zitronensaft im Blitzhacker pürieren, eventuell etwas Sud zugeben. Mit Salz und Chilipulver abschmecken, mit Petersilie bestreuen.

2. Gemüse für Rohkost waschen, putzen und in dipgerechte Streifen schneiden, mit Humus servieren.

Pro Portion: ca. 401 kcal, 19 g F, 41 g KH, 16 g EW
Inhaltsstoffe: Folsäure, Kalzium, Phosphor
Kategorie: Fatburner

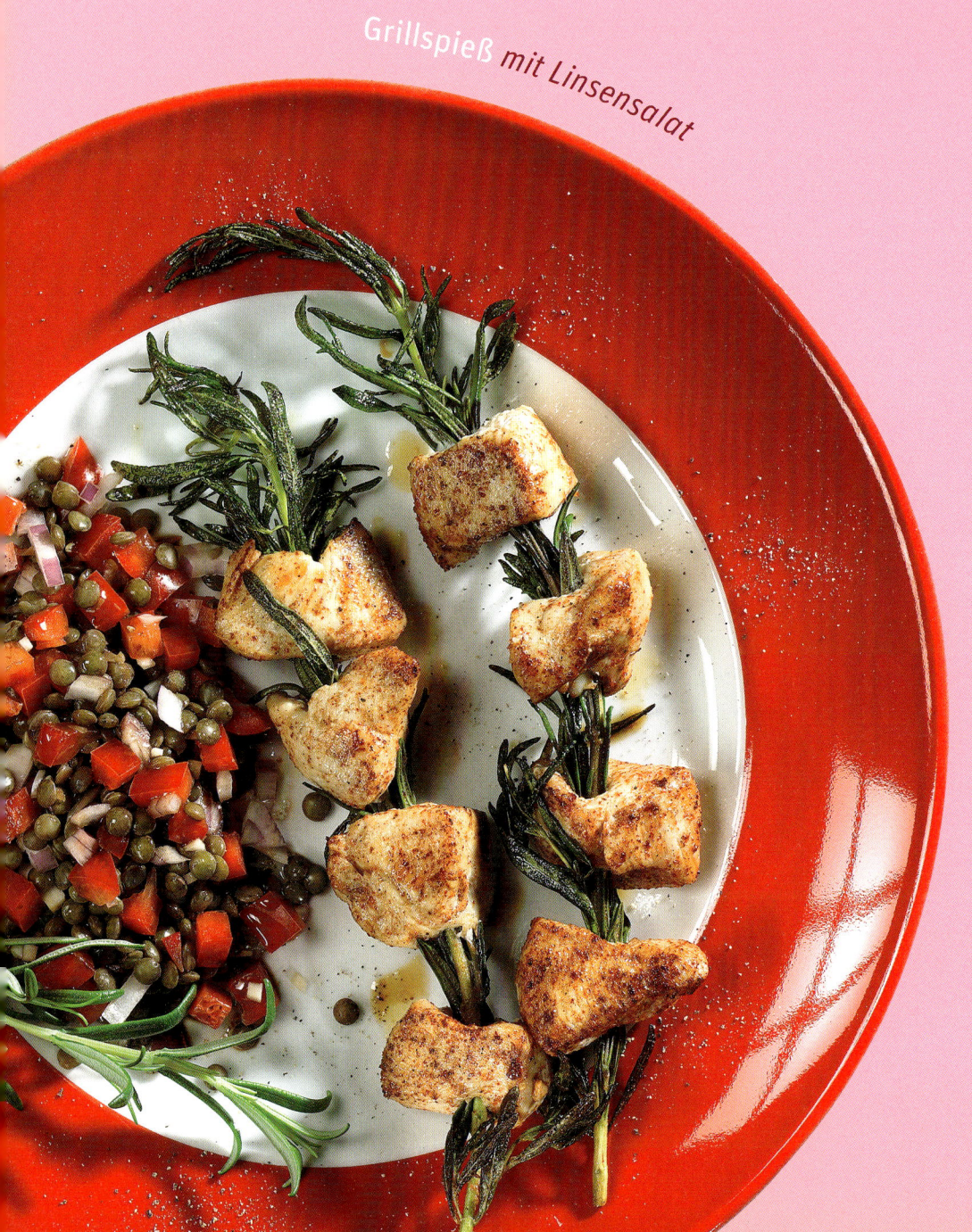

Grillspieß mit Linsensalat

Grillspieß mit Linsensalat

Die B-Vitamine der Linsen sorgen für starke Nerven. Reichlich Eisen ist zugleich wichtig für die Blutbildung.

Für 2 Portionen
100 g Puy-Linsen
einige Rosmarinnadeln
1 rote Paprikaschote
1 rote Zwiebel
1 Knoblauchzehe
3 EL Rapsöl
2 EL Aceto balsamico
1 EL Zitronensaft
Salz, Pfeffer
edelsüßes Paprikapulver
200 g Hähnchenbrustfilet
4 feste Rosmarinzweige

1. **Linsen** kalt abspülen, in 400 ml Wasser mit ein paar **Rosmarinnadeln** zugedeckt bei mittlerer Hitze ca. 15 Minuten garen. **Paprika** waschen und putzen, **Zwiebel** und **Knoblauch** abziehen, alles in Würfel schneiden.

2. 1 Esslöffel **Rapsöl, Aceto balsamico, Zitronensaft, Salz** und **Pfeffer** zu einem Dressing verrühren. Linsen abgießen. Gemüsewürfel und Linsen unter das Dressing ziehen.

3. **Hähnchenbrustfilet** grob würfeln, mit 1 Esslöffel Rapsöl mischen, salzen und pfeffern und auf die **Rosmarinzweige** aufspießen. In einer Grillpfanne von allen Seiten in ca. 10 Minuten gar braten. Zum warmen Linsensalat reichen. Das Ganze schmeckt auch kalt.

Pro Portion: ca. 433 kcal, 17 g F, 32 g KH, 37 g EW
Inhaltsstoffe: Eisen, Kalium, Magnesium, Eiweiß
Kategorie: Fatburner

Info

Hülsenfrüchte besitzen unter den pflanzlichen Lebensmitteln den höchsten Gehalt an biologisch sehr wertvollem Eiweiß. Außerdem sind sie reich an Ballaststoffen, die verdauungsfördernd wirken. Aktuelle Studien zeigen, dass die in Hülsenfrüchten vorkommende Phytinsäure den Blutglucosespiegel sowie den Gesamtcholesterinspiegel senkt.

Zwiebel-Tomaten-Salat
mit Fischtatar

Schmeckt ausgesprochen mild und stärkt durch Vitamine, Bioaktivstoffe, Eiweiß und Omega-3-Fettsäuren das Immunsystem.

Für 2 Portionen
300 g sehr frisches, zartes Fischfilet
(z. B. Zander oder Heilbutt)
1 unbehandelte Limette
Salz, Pfeffer
2 rote Zwiebeln, 4 Tomaten
2 unbehandelte Orangen
1 Knoblauchzehe
2 EL Olivenöl, Chilipulver
4 Scheiben Knäckebrot

1. Das **Fischfilet** hacken. **Limette** waschen, Schale abreiben und Saft auspressen. Fisch mit Limettensaft und -schale, **Salz** und **Pfeffer** vermischen und ziehen lassen.

2. **Zwiebeln** abziehen, über Kreuz einschneiden und in dünne Scheiben hobeln. **Tomaten** waschen, Stielansatz entfernen und Fruchtfleisch klein würfeln. **Orangen** waschen, Schale abreiben, Früchte schälen, halbieren, vierteln und die Viertel in Scheiben schneiden.

3. **Knoblauch** abziehen, hacken, mit Orangenschale, **Öl,** Salz, Pfeffer und **Chilipulver** verrühren. Mit Zwiebel, Tomate und Orangenstücken mischen, abschmecken.

4. Der Fisch ist durch das Marinieren wie gegart. Fisch auf dem Salat anrichten und mit **Knäckebrot** servieren.

Pro Portion: ca. 384 kcal, 12 g F, 28 g KH, 38 g EW
Inhaltsstoffe: Zink, Kalium, Magnesium, Betacarotin, Bioflavone, Phosphor
Kategorie: Immun Plus

Info

Verantwortlich für den scharfen, aromatischen Geschmack von Zwiebeln *und Lauch sind schwefelhaltige ätherische Öle. Diese Schwefelverbindungen beugen Infektionen vor und wirken entzündungshemmend. Lauch ist reich an Eisen und Vitamin C und B$_1$. Zwiebeln enthalten zudem den hormonähnlichen Stoff Prostaglandin, der blutdrucksenkende Wirkung hat.*

Lauch-Kartoffel-Gratin
mit Hüttenkäse

Senföle sowie Eisen, Magnesium und Kalzium machen den milden Lauch zur Powerkost.

Für 2 Portionen
1 TL Rapsöl
600 g Lauch
400 g Kartoffeln
200 ml Gemüsebrühe
Salz, Pfeffer, Currypulver
300 g Hüttenkäse (Viertelfettstufe)
1 TL abgeriebene Orangenschale

1. Backofen auf 200 °C vorheizen. Eine Auflaufform mit dem Öl einfetten.

2. Lauch putzen, längs aufschneiden und gründlich waschen. In feine Streifen schneiden. Kartoffeln schälen und in dünne Scheiben hobeln. Gemüsebrühe mit Salz, Pfeffer und 1 Teelöffel Currypulver mischen.

3. Kartoffeln und Lauch in die Form schichten und mit Brühe begießen. Lauch zusammendrücken. Frischkäse darüber verteilen. Das Gratin 45 Minuten im Ofen (Mitte) backen. Orangenschale vor dem Servieren darüberstreuen.

Pro Portion: ca. 400 kcal, 10 g F, 44 g KH, 32 g EW
Inhaltsstoffe: Vitamin B_1 und C, Eisen, Kalzium, Ballaststoffe
Kategorie: Basic Balance

Zwiebelsuppe mit Käsetoast

Die sekundären Pflanzenstoffe der Zwiebel regen den Appetit an und fördern die Verdauung.

Für 2 Portionen
300 g Zwiebeln, 1 EL Butter
1 EL Vollkornmehl
150 ml Weißwein
400 ml Gemüsebrühe
Salz, Pfeffer
4 EL geriebener Käse (fettarm)
2 Scheiben Bioaktivbrot

1. Zwiebeln abziehen, halbieren und in feine Streifen schneiden. In einem Topf in der Butter goldgelb dünsten. Mehl zugeben und weiterrösten, bis es ansetzt.

2. Mit Weißwein ablöschen, Gemüsebrühe angießen und die Suppe 10 Minuten bei schwacher Hitze kochen lassen. Mit Salz und Pfeffer abschmecken.

3. Backofengrill anheizen. Käse auf dem Brot verteilen und im Ofen (Mitte) ca. 5 Minuten überbacken, zur Suppe reichen. Oder: Käse in einer Pfanne schmelzen und auf das getoastete Brot streichen.

Pro Portion: ca. 394 kcal, 17 g F, 35 g KH, 13 g EW
Inhaltsstoffe: sekundäre Pflanzenstoffe, Kalzium, Zink
Kategorie: Happy Mood

Pilz-Schmarren
mit Fenchelaroma

Senföle der Zwiebel und die ätherischen Öle im Fenchel verbessern die Funktion von Magen und Darm.

Für 2 Portionen
2 Frühlingszwiebeln
300 g Champignons
1 TL Fenchelsamen
2 EL Rapsöl
Salz, Pfeffer
2 Eier
80 g Vollkornmehl
(evtl. 30 g durch Haferkleie ersetzen)
150 ml Milch (1,5 % Fett)
2 – 3 Stengel Petersilie

1. **Frühlingszwiebeln** putzen und in feine Ringe schneiden. **Champignons** abbürsten und in Scheiben schneiden. Zwiebeln, **Fenchelsamen** und Champignons in 1 Esslöffel **Öl** in einer großen Pfanne 5 bis 8 Minuten braten, **salzen** und **pfeffern**.

2. **Eier, Mehl** (oder Kleie) und **Milch** verrühren, salzen und pfeffern, gleichmäßig über die Pilze in der Pfanne verteilen. Bei schwacher Hitze zugedeckt backen, bis die Oberfläche stockt.

3. Schmarren auf einen Teller stürzen und wieder in die Pfanne gleiten lassen, 1 Esslöffel Öl zugeben, nochmals 2 bis 3 Minuten backen. **Peter-**silie waschen und klein schneiden. Schmarren mit dem Pfannenwender in Stücke zerteilen und mit Petersilie bestreut servieren.

Pro Portion: ca. 393 kcal, 20 g F, 33 g KH, 21 g EW
Inhaltsstoffe: Eiweiß, Ballaststoffe, Vitamin D, Kalium, Betacarotin, Eisen, Senföle
Kategorie: Happy Mood

Info

Pilze sind kalorienarm, enthalten reichlich Eiweiß mit vielen essenziellen Aminosäuren sowie ungewöhnlich viele Ballaststoffe. Zudem kommen neben Kalium auch Eisen, Magnesium und Phosphor vor. Pilze können den Cholesterinspiegel und den Blutdruck senken und wirken positiv auf das Immunsystem.

Pilz-Pasta mit Rucola

*Eisen aus den Pfifferlingen ist wichtig
für die Sauerstoffversorgung der Zellen.*

*Für 2 Portionen
150 g Vollkornnudeln
Salz
500 g Pfifferlinge (oder andere Pilze)
1 Zwiebel, Pfeffer
2 EL Olivenöl
1 Bund Rucola*

1. **Nudeln** nach Packungsanleitung in Salzwasser bissfest garen.

2. Inzwischen die **Pfifferlinge** abbürsten. Die **Zwiebel** abziehen, würfeln und mit 1 Esslöffel **Öl** in einer großen Pfanne glasig dünsten. 400 g Pfifferlinge zugeben und ca. 10 Minuten unter Rühren braten, salzen und **pfeffern.**

3. Restliche Pilze klein hacken. **Rucola** waschen und klein schneiden. Nudeln abgießen. Pilze nochmals abschmecken, Nudeln unterziehen. Rohe Pfifferlinge, Rucola und 1 Esslöffel Öl darüber verteilen.

Tipp: Schmeckt auch gut mit Kräuterseitlingen oder gemischten Pilzen.

Pro Portion: ca. 377 kcal, 13 g F, 48 g KH, 16 g EW
Inhaltsstoffe: Ballaststoffe, Eiweiß, Senföle, B-Vitamine, Kalium, Eisen, Zink
Kategorie: Immun Plus

Shiitake-Salat
mit zartem Spinat

Shiitake senkt den Cholesterinspiegel und stärkt die Abwehr und das Bindegewebe.

*Für 2 Portionen
300 g Shiitake (oder Champignons)
400 g Baby-Spinat
50 g Parmesan
1/2 unbehandelte Zitrone
2 EL Olivenöl, Salz, Pfeffer
2 Scheiben Bioaktivbrot oder
2 Minutensteaks vom Schwein
(à 100 g)*

1. Lange Stengel der **Shiitake** entfernen, Hüte in feine Streifen schneiden. **Baby-Spinat** waschen und trocken schütteln. **Parmesan** in feine Stücke hobeln. **Zitrone** waschen und die Schale abraspeln, den Saft auspressen, beides mit **Olivenöl, Salz** und **Pfeffer** verrühren.

2. Pilzstreifen, Spinat und Parmesan zur Sauce geben und vorsichtig untermischen. Getoastetes **Brot** oder gegrillte **Steaks** dazu reichen.

Tipp: Verwenden Sie die Shiitake-Stengel klein gehackt in der Pilz-Pasta.

Pro Portion: ca. 435 kcal, 21 g F, 30 g KH, 30 g EW
Inhaltsstoffe: Kalium, Eiweiß, Eisen, Vitamin C, Carotin
Kategorie: Heart Healthy

Gedünstete Paprika mit Kapern

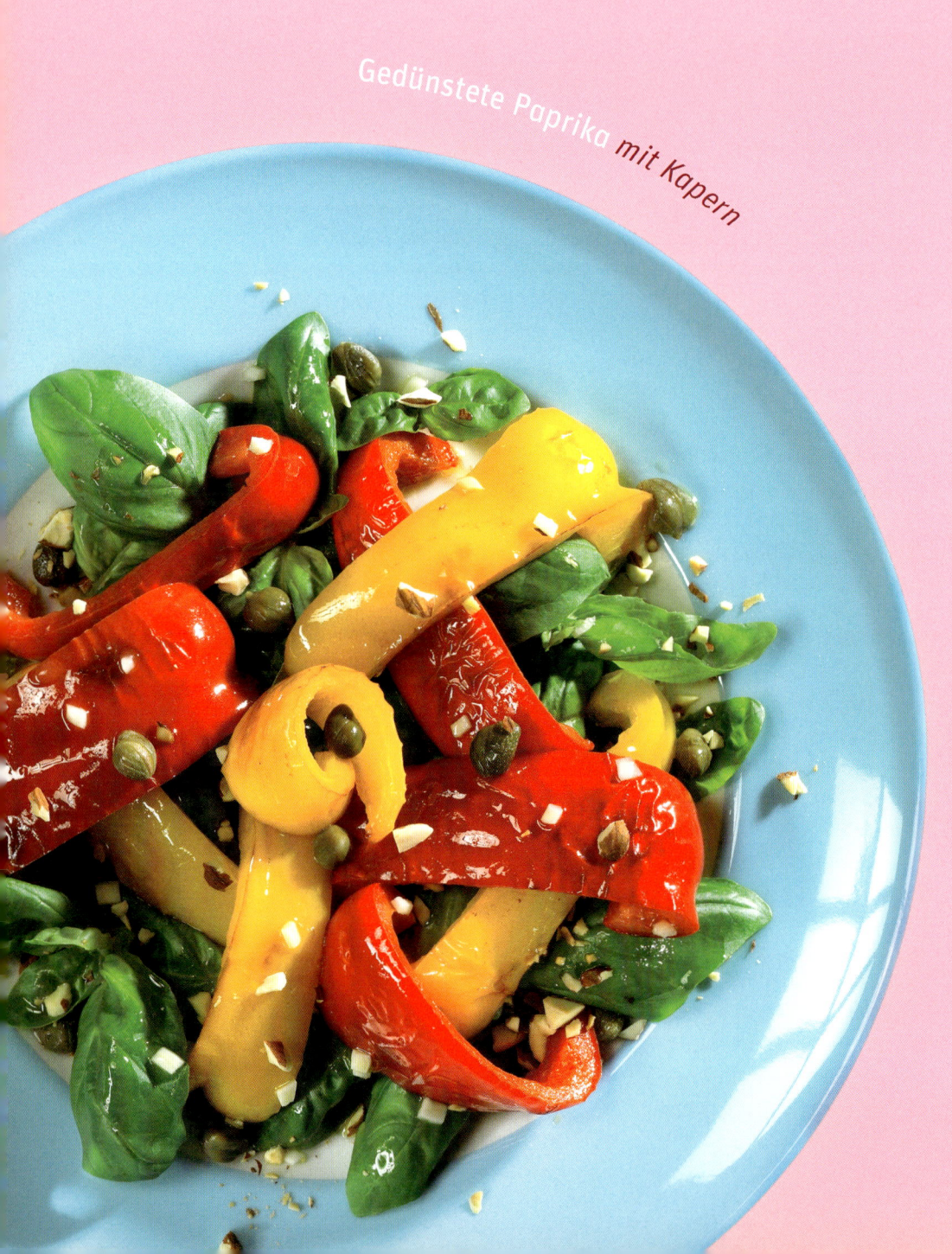

Gedünstete Paprika
mit Kapern

Die Carotinoide in Paprikaschoten schützen die Hautzellen vor freien Radikalen. Kapern enthalten Milchsäure.

Für 2 Portionen
2 rote Paprikaschoten (ca. 400 g)
2 gelbe Paprikaschoten (ca. 400 g)
2 EL Olivenöl
Salz, Pfeffer
1 Knoblauchzehe
2 EL Zitronensaft
3 EL Kapern
1 Bund Basilikum
30 g ungeschälte Mandeln
2 Scheiben Bioaktivbrot

1. **Paprikaschoten** waschen, vierteln, die Kerne und Trennwände entfernen und die Stücke nochmals längs halbieren. In einer Pfanne 1 Esslöffel **Olivenöl** erhitzen. Die Paprika dazugeben, **salzen** und **pfeffern** und zugedeckt 20 Minuten unter gelegentlichem Wenden dünsten.

2. **Knoblauch** abziehen und fein hacken. Mit **Zitronensaft,** restlichem Öl und **Kapern** vermischen, salzen und pfeffern. **Basilikum** waschen und Blätter von den Stielen zupfen. Mandeln hacken und in einer Pfanne ohne Öl rösten. Paprika auf dem Basilikum anrichten, mit Dressing beträufeln und mit den Mandeln bestreuen. **Brot** dazu reichen.

Variante: Ein Fatburner wird's, wenn Sie je eine Scheibe Brot durch ein hartgekochtes Ei oder 50 g Thunfisch naturell oder 50 g Serranoschinken (Fett entfernen) ersetzen.

Pro Portion: ca. 435 kcal, 26 g F, 30 g KH, 16 g EW
Inhaltsstoffe: Vitamin E, mehrfach ungesättigte Fettsäuren, Carotinoide
Kategorie: Heart Healthy

Info

Paprikaschoten enthalten den Scharfstoff Capsaicin, der die Verdauung anregt. Die ätherischen Öle und Bioflavone schützen die Gefäße und fördern die Durchblutung. Paprika enthalten doppelt so viel Vitamin C wie Zitronen. Das Vitamin ist jedoch vor allem in den rohen Früchten enthalten – also Paprika öfters roh knabbern.

Spitzkohlpfanne
mit Schweinefilet

Spitzkohl ist zart und mild und liefert wichtiges Vitamin C und Jod.

Für 2 Portionen
500 g Spitzkohl
2 rote Peperoni
200 g Schweinefilet
Salz, Pfeffer, Paprikapulver
1 EL Rapsöl
100 ml Weißwein
frisch geriebene Muskatnuss
2 EL fettarmer Frischkäse
2 Scheiben Bioaktivbrot

1. Den **Spitzkohl** waschen, halbieren und in Streifen schneiden. Die **Peperoni** waschen, halbieren, von den weißen Trennwänden und Kernen befreien und fein würfeln.

2. Das **Schweinefilet** in 3 cm dicke Medaillons schneiden, rundherum mit **Salz, Pfeffer** und **Paprika** würzen und in heißem **Öl** in der Pfanne auf jeder Seite 1 Minute anbraten. Medaillons herausnehmen und in Alufolie wickeln. Den Bratensatz mit **Weißwein** ablöschen und 2 Minuten einkochen lassen. Den Kohl und die Hälfte der Peperoni dazugeben. Mit Salz, Pfeffer und **Muskat** abschmecken und 8 Minuten zugedeckt dünsten.

3. Den **Frischkäse** mit den restlichen Peperoniwürfeln mischen und die

Medaillons mit dieser Paste bestreichen. Auf den Kohl legen und zugedeckt 2 Minuten ziehen lassen. Mit **Brot** servieren.

Variante: Statt Spitzkohl passt auch Chinakohl oder Weißkraut.

Pro Portion: ca. 400 kcal, 11 g F, 30 g KH, 37 g EW
Inhaltsstoffe: Vitamin C, Jod, Kalzium, Eisen, Betacarotin
Kategorie: Immun Plus

Info

Alle Kohlsorten sind extrem reich an Mineralstoffen. *In den Außenblättern steckt jede Menge Kalium, es stärkt die Gefäße und entwässert, Kalzium und Phosphor sorgen für feste Knochen und Zähne. Eisen fördert die Blutbildung, und Zink hilft gegen Stress. Von Bedeutung sind zudem die Senföle. Diese schwefelhaltigen Verbindungen wirken keimtötend und antibiotisch.*

Irish Stew kümmelwürzig

Vitamin B$_6$ im Weißkohl ist wichtig für den Aminosäurestoffwechsel, Vitamin K für die Blutgerinnung.

Für 2 Portionen
200 g Lammkeule (ohne Knochen)
1 Bund Suppengrün
2 Kartoffeln
1/4 Weißkohl
2 Tomaten
1 EL Öl, Salz, Pfeffer
300 ml Gemüsebrühe
1/2 TL Kümmelsamen

1. Das **Lammfleisch** in 3 cm große Würfel schneiden. Das **Suppengrün** und die **Kartoffeln** waschen, putzen und in Würfel schneiden. Den **Kohl** waschen und in Streifen schneiden, **Tomaten** waschen, den Stielansatz abschneiden und das Fruchtfleisch grob zerkleinern.

2. In einem großen Topf das **Öl** erhitzen, das Fleisch darin rundherum anbraten. Das gesamte Gemüse dazugeben und ebenfalls für ca. 2 Minuten mitbraten. Alles **salzen** und **pfeffern.** Mit der **Brühe** auffüllen und mit **Kümmel** würzen. Das Stew ca. 1 Stunde zugedeckt garen.

Pro Portion: ca. 437 kcal, 27 g F, 24 g KH, 25 g EW
Inhaltsstoffe: Kalium, Kalzium, Eisen, B-Vitamine, Vitamin K
Kategorie: Basic Balance

Rotkohlsalat mit Feta

Granatapfelsaft ist polyphenolreich und ein Wundermittel gegen freie Radikale.

Für 2 Portionen
400 g Rotkohl
1/8 l Granatapfelsaft
Salz, Pfeffer, 2 EL Olivenöl
2 unbehandelte Orangen
100 g Feta
2 Scheiben Bioaktivbrot

1. **Rotkohl** waschen und in dünne Streifen hobeln. Den **Granatapfelsaft** erwärmen, 1 Teelöffel **Salz** und etwas **Pfeffer** dazugeben und mit dem **Öl** über den Kohl gießen.

2. **Orangen** waschen, Schale abraspeln und Früchte bis ins Fruchtfleisch schälen, in vier Spalten teilen, das weiße Innere entfernen und die Spalten quer in Scheiben schneiden.

3. **Feta** würfeln, mit Orangenscheiben und -schale unter den Salat mischen. Dazu das **Brot** reichen.

Variante: Statt Orangen schmeckt auch Mango oder Apfel, statt Rotkraut Weißkohl und statt Brot passen auch 150 g wie Reis gekochte Haferkörner oder Zartweizen.

Pro Portion: ca. 422 kcal, 22 g F, 38 g KH, 18 g EW
Inhaltsstoffe: Vitamin C, Kalzium, Eisen
Kategorie: Immun Plus

Gefüllte Auberginen
mit Rinderhack

Das Kalium der Auberginen entwässert, das Eisen dient zur Sauerstoffversorgung der Zellen.

Für 2 Portionen
1 Zwiebel, 3 Tomaten
2 große Auberginen (je 300 g)
2 EL Öl
120 g mageres Rinderhackfleisch
2 EL Tomatenmark
Salz, Pfeffer
Chilipulver
1 TL getrockneter Thymian
2 Scheiben Vollkornbrot oder
200 g gekochter Wildreis

1. Backofen auf 200 °C vorheizen. **Zwiebel** abziehen und fein würfeln. **Tomaten** waschen, vom Stielansatz befreien und würfeln. **Auberginen** waschen, putzen, längs halbieren und vorsichtig aushöhlen, dabei einen ca. 1/2 cm dicken Rand stehen lassen. Das Fruchtfleisch würfeln.

2. Öl in einer Pfanne erhitzen und die Zwiebel darin glasig dünsten. **Hackfleisch** zugeben und krümelig braun braten. Auberginenfleisch, Tomaten und **Tomatenmark** zugeben. Mit **Salz, Pfeffer, Chilipulver** und **Thymian** abschmecken.

3. Die Mischung in die ausgehöhlten Auberginen füllen. Diese auf ein

Blech stellen und im Ofen (Mitte) 15 bis 20 Minuten backen. Dazu **Brot** oder **Wildreis** reichen.

Variante: Zum Fatburner wird's, wenn Sie statt Brot oder Reis die Auberginen mit insgesamt 100 g fettarmem Edelpilzkäse überbacken.

Pro Portion: ca. 410 kcal, 21 g F, 35 g KH, 22 g EW
Inhaltsstoffe: Carotin, Vitamin B, Kalium, Bitterstoffe, Eisen
Kategorie: Immun Plus

Info

In der Aubergine stecken jede Menge Bitterstoffe. *Diese wirken anregend auf die Verdauungsorgane sowie entkrampfend und entspannend. Deshalb nicht salzen zum »Entbittern«, wie früher üblich! Auberginen enthalten Indole, die probiotisch wirken. Vorsicht: Auberginen saugen viel Öl auf! Statt Braten in Fett deshalb nur mit Öl einpinseln und unter dem Backofengrill rösten.*

Blumenkohlsuppe
mit Kürbiskernen

Sein hoher Kaliumgehalt, reichlich Vitamin C und Folsäure sowie andere B-Vitamine machen Blumenkohl zur Vitaminbombe.

Für 2 Portionen
1 kleiner Blumenkohl (ca. 500 g)
1 Zwiebel
200 ml Gemüsebrühe
200 ml Milch (1,5 % Fett)
Salz, Pfeffer
Currypulver
1/2 Bund Petersilie
50 Kürbiskerne
2 Scheiben Bioaktivbrot

1. **Blumenkohl** waschen, putzen und in kleine Stücke schneiden. **Zwiebel** abziehen und würfeln. Beides in der **Gemüsebrühe** 15 Minuten garen.

2. Mit dem Pürierstab gut pürieren, dabei **Milch** zugeben. Mit **Salz, Pfeffer** und **Currypulver** würzen. **Petersilie** waschen, grob hacken und unter die Suppe heben.

3. **Kürbiskerne** in der Pfanne ohne Fett goldbraun rösten und die Suppe damit bestreuen. Mit **Brot** servieren.

Pro Portion: ca. 400 kcal, 18 g F, 37 g KH, 7 g EW
Inhaltsstoffe: Ballaststoffe, Folsäure, Kalium, Vitamin C, Jod
Kategorie: Happy Mood

Brokkoli-Ei-Gratin
mit Mozzarella

Brokkoli und andere Kohlsorten sind reich an Vitaminen der B-Gruppe.

Für 2 Portionen
4 Eier, 400 g Brokkoli
1 Zwiebel, 1 Knoblauchzehe
1 EL Olivenöl
1 kleine Dose Tomatenstücke (400 g)
1 kleiner Zweig Rosmarin
Salz, Pfeffer
125 g fettreduzierter Mozzarella

1. **Eier** in 10 Minuten hart kochen. **Brokkoli** in Röschen teilen und waschen. **Zwiebel** und **Knoblauch** abziehen und klein würfeln. **Öl** in einer Pfanne erhitzen. Zwiebel darin glasig dünsten. Brokkoli zugeben und 3 Minuten mitdünsten. **Tomaten** dazugießen. **Rosmarinnadeln** abstreifen und dazugeben. Gemüse **salzen, pfeffern** und 15 Minuten kochen. Den Knoblauch unterrühren.

2. Backofengrill vorheizen. Eier pellen, in Scheiben schneiden und mit dem Gemüse in eine Auflaufform schichten. **Mozzarella** in Scheiben schneiden und auf das Gemüse legen. Das Gratin ca. 3 Minuten überbacken.

Pro Portion: ca. 386 kcal, 25 g F, 9 g KH, 31 g EW
Inhaltsstoffe: Eiweiß, Carotin, Eisen, Kalzium
Kategorie: Fatburner

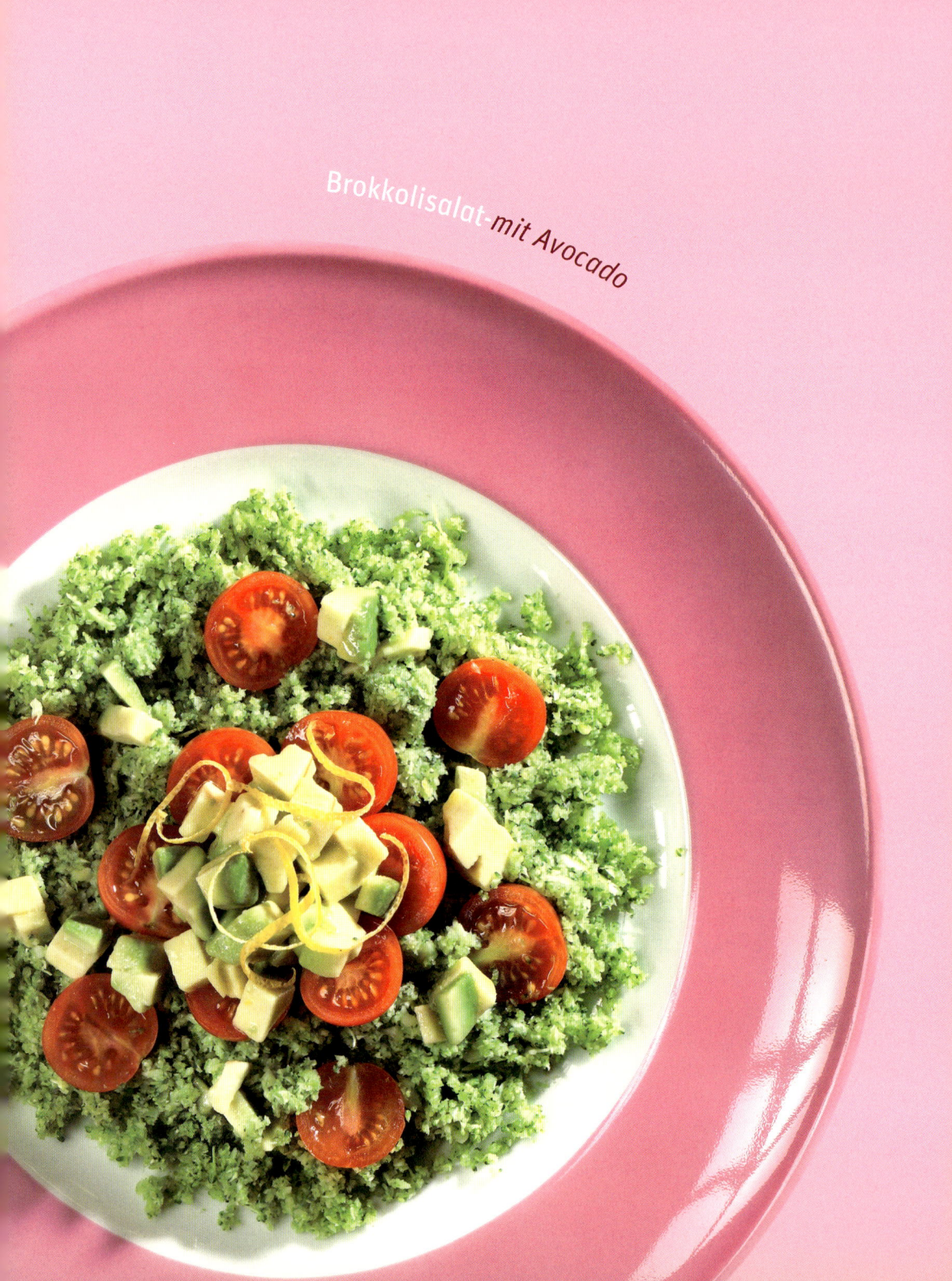

Brokkolisalat-mit Avocado

Brokkolisalat mit Avocado

Dieser Salat strotzt vor Vitamin C und Folsäure. Betacarotin ist gut für Augen, Haut und Nerven.

Für 2 Portionen
400 g Brokkoli
200 g Kirschtomaten
1/2 unbehandelte Zitrone
2 EL Olivenöl
2 TL Senf
Salz, Pfeffer
1 Avocado
2 Scheiben Bioaktivbrot

1. Den **Brokkoli** waschen, putzen und im Blitzhacker fein zerkleinern. **Tomaten** waschen, vom Stielansatz befreien und halbieren. **Zitrone** waschen, Saft auspressen und Schale abreiben. Aus 2 Esslöffel Zitronensaft, Zitronenschale, **Olivenöl,** 4 Esslöffel Wasser, **Senf** sowie Salz und **Pfeffer** eine Vinaigrette zubereiten.

2. **Avocado** halbieren, Fruchtfleisch mit einem Esslöffel aus der Schale lösen und klein würfeln. Sofort vorsichtig mit der Vinaigrette mischen.

3. Brokkoli und Tomaten auf zwei Tellern anrichten und die Avocado mit Senf-Vinaigrette gleichmäßig darüber verteilen. Dazu **Brot** reichen.

Pro Portion: ca. 398 kcal, 24 g F, 31 g KH, 15 g EW
Inhaltsstoffe: Folsäure, Betacarotin, Vitamin C, Bioflavonoide
Kategorie: Immun Plus

Info

Die Verwandten Blumenkohl und Brokkoli sind sich auch in ihren Inhaltsstoffen ähnlich. *Der Brokkoli hat bei Kalzium, Vitamin C und Carotin allerdings klar die Nase vorn. Verwenden Sie die Strünke geschält mit, da sitzen viele wichtige Inhaltsstoffe, wie z. B. Chlorophyll und Selen. In den Rezepten können Blumenkohl und Brokkoli gegeneinander ausgetauscht werden.*

Wirsingpfanne
mit Cranberry-Reis

*Wirsing ist reich an Vitamin C für star-
ke Abwehrkräfte. Sekundäre Pflanzenstoffe der Cranberrys schützen vor
Harnwegsinfektionen.*

Für 2 Portionen
30 g Reis
30 g Wildreis
30 g getrocknete Cranberrys
Salz
1 Nelke
600 g Wirsing
1 EL Öl
150 g Schweinegeschnetzeltes
200 ml Gemüsebrühe
2 EL saure Sahne
Pfeffer
1 EL Currypulver

1. Den **Reis** und den **Wildreis** mit ca.
150 ml Wasser zum Kochen bringen.
Cranberrys, 1 Teelöffel **Salz** und die
Nelke zugeben, Reis ca. 15 Minuten
bei schwacher Hitze ausquellen lassen. Inzwischen **Wirsing** waschen
und in Streifen schneiden.

2. Das **Öl** in einer Pfanne erhitzen. Das
Geschnetzelte darin rundherum
scharf anbraten. Den Wirsing und
die **Gemüsebrühe** dazugeben und
ca. 20 Minuten zugedeckt bei
schwacher Hitze schmoren.

3. Fleisch und Wirsing mit dem Cran-
berry-Reis ohne Nelke vermischen,
die **saure Sahne** hinzufügen und
kräftig mit Salz, **Pfeffer** und **Curry**
abschmecken.

Pro Portion: ca. 428 kcal, 15 g F, 45 g KH,
21 g EW
Inhaltsstoffe: Vitamin C und B, Eisen,
Phosphor, sekundäre Pflanzenstoffe
Kategorie: Immun Plus

Info

**Grünkohl und Wirsing enthalten
neben immunstärkenden Bioaktivstoffen** *auch Kalium, Kalzium
und Magnesium sowie reichlich Vitamin C, Vitamin A und Folsäure.
Wer einen empfindlichen Magen hat,
braucht auf Kohl nicht zu verzichten:
Kümmel, Anis, Dill- oder Fenchelsamen machen ihn bekömmlicher.
Verwenden Sie die Außenblätter mit,
sie enthalten viele wertvolle Inhaltsstoffe.*

Wirsing aus dem Wok

Isothiocyanate aus den Kohlsorten schützen vor Infekten und Entzündungen.

Für 2 Portionen
400 g Wirsing
1 rote Paprikaschote
150 g mageres Rindersteak
3 EL Körnersenf
Salz, Pfeffer
50 g Walnüsse, 1 EL Rapsöl
200 ml Gemüsebrühe
1 Stück frischer Ingwer (ca. 10 g)

1. **Wirsing** und **Paprikaschote** waschen, Wirsing in feine Streifen schneiden, Paprika putzen und würfeln. **Steak** in Streifen schneiden, mit **Senf** mischen, **salzen** und **pfeffern**. **Walnüsse** hacken.

2. **Öl** im Wok erhitzen. Nüsse und Fleisch darin kräftig anbraten, aus dem Wok nehmen und in Alufolie wickeln. Paprika und Wirsing im Wok dünsten, nach und nach die Gemüsebrühe dazugießen. **Ingwer** schälen, mit einer Knoblauchpresse zum Gemüse drücken. Fleisch unterheben und das Ganze abschmecken.

Pro Portion: ca. 393 kcal, 27 g F, 11 g KH, 27 g EW
Inhaltsstoffe: Vitamin B_{12}, Niacin, Vitamin A und C, Kalium, Folsäure, Magnesium
Kategorie: Heart Healthy

Grünkohltopf mit Tofu

Grünkohl enthält das seltene Vitamin B_6 sowie viele Carotinoide für gesunde Augen.

Für 2 Portionen
300 g Kartoffeln
500 g TK-Grünkohl
Salz, Pfeffer
1–2 EL grüne Pfefferkörner
(aus dem Glas)
2 Zwiebeln
2 EL Rapsöl
120 g Räuchertofu

1. **Kartoffeln** unter Wasser abrubbeln und klein würfeln. Mit dem gefrorenen **Grünkohl, Salz** und **Pfeffer** in einen Topf geben und zugedeckt 15 bis 20 Minuten bei schwacher Hitze kochen lassen, bis die Kartoffeln gar sind. Wenn nötig, etwas Wasser zugeben. Pfefferkörner dazugeben.

2. **Zwiebeln** abziehen, in feine Ringe schneiden und im **Öl** braun braten. **Tofu** würfeln und kurz mitrösten. Grünkohl-Kartoffel-Topf auf zwei Teller verteilen und den Tofu und die Zwiebeln darauf anrichten.

Pro Portion: ca. 401 kcal, 18 g F, 33 g KH, 25 g EW
Inhaltsstoffe: Eisen, Glucosinolate, Vitamin B_6, Carotinoide, Vitamin C
Kategorie: Immun Plus

Rumänische Dschorba
mit Salami

Sauerkraut liefert reichlich Vitamin C und Vitamin B$_{12}$ sowie die für die Blutbildung wichtige Folsäure.

Für 2 Portionen
1 Zwiebel
1 Bund Suppengrün
1 EL Olivenöl
1 TL edelsüßes Paprikapulver
400 ml Gemüsebrühe
1 Dose geschälte Tomaten (400 g)
300 g frisches Sauerkraut
Salz, Pfeffer
1 Knoblauchzehe
100 g Salami, 1 EL Schmant

1. **Zwiebel** abziehen und würfeln. Das Gemüse vom **Suppengrün** schälen und würfeln bzw. Lauch waschen und in feine Ringe schneiden. Petersilienkraut waschen und fein hacken.

2. Zwiebel und klein geschnittenes Gemüse mit **Öl** in einem Topf anbraten. Mit **Paprikapulver** würzen und schmoren, bis es bräunt. **Gemüsebrühe, Tomaten, Sauerkraut, Salz** und **Pfeffer** zugeben und das Ganze ca. 20 Minuten bei schwacher Hitze leicht kochen lassen.

3. **Knoblauch** abziehen und auspressen, mit Petersilie zur Suppe geben. **Salami** in feine Streifen schneiden und in der Suppe erwärmen. Zum Schluss **Schmant** unterrühren.

Pro Portion: ca. 400 kcal, 27 g F, 17 g KH, 18 g EW
Inhaltsstoffe: Lycopin, Eisen, Vitamin B$_{12}$, Folsäure, Bitterstoffe
Kategorie: Immun Plus

Info

Sauerkraut enthält neben Vitamin C und B$_{12}$ viel Vitamin K und Vitamin B$_6$. *Die im Sauerkraut enthaltene Milchsäure wirkt verdauungsfördernd. Sie stabilisiert die Darmflora, indem sie gute Darmbakterien schützt und Krankheitserreger hemmt.*

Sauerkraut-Ananas-Salat
mit Putenwiener

Die Bitterstoffe des Schwarzkümmel-samens unterstützen die Verdauung.

Für 2 Portionen
300 g frisches Sauerkraut
200 g frische Ananas
1 EL Rapsöl
1 EL Schwarzkümmelsamen
Salz, Pfeffer
2 Putenwiener
2 Scheiben Bioaktivbrot

1. Das Sauerkraut (besonders mild aus dem Reformhaus) fein hacken. Ananas schälen, in Scheiben und diese in Würfel schneiden, den Saft auffangen. Ananaswürfel und -saft zum Sauerkraut geben. Öl und Schwarzkümmel zugeben und unterrühren, mit Salz und Pfeffer abschmecken.

2. Putenwiener in Scheiben schneiden und unter den Salat mischen. Dazu Bioaktiv-Brot reichen.

Tipp: Zum Fatburner wird es, wenn Sie je eine Scheibe Brot durch ein Wiener Würstchen ersetzen. Sie können die Würstchen auch heiß machen und zum Salat essen.

Pro Portion: ca. 361 kcal, 16 g F, 36 g KH, 18 g EW
Inhaltsstoffe: Ballaststoffe, Vitamin C und B, Bitterstoffe, Folsäure
Kategorie: Immun Plus

Sauerkraut-Omelett
mit Schinken

Eier und Kartoffeln liefern hochwertiges Eiweiß für den Zellaufbau.

Für 2 Portionen
400 g gegarte Pellkartoffeln
500 g frisches Sauerkraut
1 EL Rapsöl
Salz, Pfeffer
50 g roher Schinken in Würfeln
2 Eier
2 EL Milch

1. Die Kartoffeln in Scheiben schneiden. Das Sauerkraut hacken. Öl in einer beschichteten Pfanne erhitzen und die Kartoffelscheiben darin ca. 5 Minuten anbraten, salzen und pfeffern. Sauerkraut und Schinkenwürfel zugeben und mitbraten.

2. Eier und Milch verquirlen, kräftig mit Salz und Pfeffer würzen, über den Kartoffel-Sauerkraut-Mix gießen und stocken lassen.

Pro Portion: ca. 399 kcal, 17 g F, 33 g KH, 25 g EW
Inhaltsstoffe: Eiweiß, Vitamin C, Ballaststoffe, Milchsäure
Kategorie: Fatburner

Was mache ich, wenn ...

... ich vegetarisch essen möchte?

Fleisch liefert den Fatburner Eiweiß und macht satt. Sie können es durch ein Ei oder dieselbe Menge Fisch oder Tofu ersetzen. Oder durch 40 % Nüsse. Wenn Sie das Chili oder die Kartoffeln à la bolognese kochen möchten, können Sie statt Fleisch Sojahack nehmen.

... ich mittags im Büro esse?

Viele Gerichte können Sie gut vorbereiten und in der Mikrowelle aufwärmen. Dazu eignen sich die Gratins; ebenso gut funktioniert das mit der Pilz-Pasta und mit den Suppen. Viele der übrigen Gerichte schmecken auch kalt: Kartoffelsalat mit Würstchen oder der Sauerkraut-Ananas-Salat, die Kräuter-Frittata, auch der Grillspieß mit Linsensalat. Alle Rezepte reichen immer für zwei Mahlzeiten!

... ich das Mittagessen abends vorkochen möchte – muss ich zweimal kochen?

Nein – Sie können die erste Portion des Mittagsgerichtes auch schon als Abendbrot essen. Nur nicht zu spät, weil es eher schwer verdaulich ist. Umgekehrt können Sie auch die zweite Portion Abendessen mittags mitnehmen – die Abendrezepte sind alle leicht verdaulich.

... ich mittags ein Geschäftsessen habe oder in der Kantine esse?

Achten Sie auf fettarme Zubereitungen. Eine Portion Fleisch oder Fisch ohne Sauce ist in Ordnung, sie liefert wichtiges Eiweiß. Meiden Sie Frittiertes und Paniertes. Gebratene Beilagen sollten Sie lieber weglassen, ersetzen Sie sie durch eine zweite Portion Gemüse – aber bitte ohne fettige Saucen. Zu viel Fett bringt unnötige Kalorien und wird langsam verdaut, daher macht es Sie müde. Eine gute Alternative ist auch Salat mit gebratenen Putenstreifen oder mit Ei, solange Sie auch hier auf fettreiches Sahne- oder Schmantdressing verzichten: Nehmen Sie Essig und Öl. Das frische Gemüse liefert Ihnen Vitamine und macht Sie fit für den Rest des Arbeitstages. Wählen Sie zum Dessert frisches Obst, es fördert die Verdauung und bringt zusätzliche Bioaktivstoffe.

... ich Essen als Reiseproviant mitnehmen möchte?

Frisches Gemüse eignet sich prima zum Mitnehmen. Wie wäre es mit einer Handvoll Kirschtomaten oder zwei bis drei Knabbermöhren? Damit Sie auch länger satt bleiben, brauchen Sie außerdem Eiweiß, z. B. ein bis zwei hartgekochte Eier, ein fingerdickes Stück Hartkäse oder Putenschinken. Wenn Sie sich ein Brot belegen möchten, nehmen Sie Bioaktivbrot, es liefert Ballaststoffe und hält lange vor.

… ich mir selbst eine Mahlzeit zusammenstellen möchte?

Eine Mahlzeit sollte immer aus drei Portionen zusammengesetzt sein. Eine Portion Gemüse wiegt 200 g, eine Portion Fleisch oder Fisch 120 g und eine Portion Beilagen 150 g (gegart). Am besten die Beilage durch eine zweite Portion Gemüse oder einen Salat ersetzen.

… ich im Büro Süßhunger bekomme?

Essen Sie Obst, trinken Sie einen Cappuccino, oder genießen Sie ein Stück Bitterschokolade (mindestens 60 % Kakao): die enthält auch Bioaktivstoffe!

… ich Fertigprodukte nutzen möchte?

Viele Fertigprodukte werden schonend hergestellt, sodass auch sie gesunde Inhaltsstoffe enthalten. Schauen Sie jedoch genau auf die Verpackung. Gesunde Fertigprodukte sollten auf jeden Fall frei von Konservierungs- und Aromastoffen sowie Geschmacksverstärkern sein. Außerdem sollten sie genügend Eiweiß, aber nur wenig Fett enthalten.
Damit Sie die gewünschte Portionsgröße von ca. 450 g essen können, um satt zu werden, sollten die Gerichte zudem nicht mehr als 120 kcal pro 100 g enthalten (siehe Tabelle).

Egal, ob aus der Dose oder Tiefkühltruhe, gesunde Fertiggerichte müssen bestimmte Kriterien erfüllen:

So erkennen Sie gesunde Fertiggerichte:
- max. 120 kcal pro 100 g
- max. 4 g Fett pro 100 g
- mind. 3 g Eiweiß pro 100 g
- frei von Konservierungs- und Farbstoffen sowie Geschmacksverstärkern

Beispiele für gesunde Fertiggerichte	Kalorien (kcal) pro 100 g	Fettgehalt (g) pro 100 g	Eiweißgehalt (g) pro 100 g
Paella (TK)	113	3,6	5,6
Hähnchencurry (TK)	106	2,1	5,9
Fisch mit Dillsauce (TK)	79	2,9	7,0
Chili con Carne (Dose)	103	3,0	7,0
Nudelpfanne mit Gemüse (TK)	114	2,0	6,0

3

Das Bioaktivabendessen

Es kann kalt oder warm sein – aber in jedem Fall spielt Gemüse eine Rolle. Und zwar Sorten, die leicht verdaulich sind, die beruhigen, nicht schwer im Magen liegen und im Handumdrehen auf dem Tisch stehen. Zum Essen sollten Sie sich dann wieder Zeit nehmen.

Abends genießen und auftanken

Gerade abends wird gerne zwischen Tür und Angel aus dem Kühlschrank gefuttert. Dabei ist am Ende des Tages das Bedürfnis nach Ruhe groß. Schon die Zubereitung schafft Abstand zum Tag und kann entspannend sein. Beim gemeinsamen Essen lassen sich Dinge besprechen, und Sie tanken Kraft für die letzten Stunden des Tages. Den idealen Zeitpunkt fürs Abendessen gibt es nicht. Aber Sie sollten so essen, dass Sie erst zwei Stunden später zu Bett gehen. Untersuchungen ergaben, dass Nachtesser, die mehr als die Hälfte ihrer Tageskalorien abends zu sich nahmen, eher übergewichtig waren. Meiden Sie also abendliche Naschereien. Unsere Bioaktivgerichte werden Sie aber so satt machen, dass Sie vor Kühlschrankattacken gut geschützt sind.

Wie sieht es aus, das gesunde Abendessen?

Üppige Gerichte wie Lasagne, Kurzgebratenes oder Sahnesaucen liegen schwer im Magen. Bei empfindlichen Personen kann sogar der Schlaf leiden. Außerdem schlagen diese Speisen mit vielen Kalorien zu Buche und bringen die gute Tagesbilanz zum Kippen. Und das typisch deutsche Abendbrot? Es sieht ganz »leicht« aus, hat es aber in sich: Brot mit Streichfett und Wurst oder Käse hat eine hohe Kaloriendichte. Vor allem: Man isst davon im Laufe eines gemütlichen Abends mehr, als man will – es steht da, und man greift immer wieder zu. Viele meiner übergewichtigen Diät-Kandidaten ernähren sich vorwiegend von solchen Brotmahlzeiten. Salat hat da eher Alibifunktion.

Die Frage ist also nicht: warm oder kalt – auf die Zusammensetzung kommt es an. Deshalb biete ich warme und kalte Gerichte an – nicht nur Rohkost. Das wird nämlich schnell zur ungeliebten Pflicht. Wir können von den Mittelmeervölkern lernen, die mit tollen Rezepten unser Abendessen bereichern – von den italienischen Antipasti bis zu den orientalischen Mezze. Manchmal gibt es eine Scheibe Bioaktivbrot dazu: Das macht nicht nur satt, sondern schmeckt auch ohne Belag und ist reich an Bioaktivstoffen. Bedenken Sie: Je höher der Flüssigkeitsgehalt eines Lebensmittels oder eines Gerichtes, desto mehr können Sie davon essen. Deshalb gibt es auch abends bioaktive Suppen und Eintöpfe. Dazu kommen immer gesunde Eiweißlieferanten – denn das macht richtig satt!

Was, wenn mit der Entspannung der Heißhunger kommt?

Leider ist oft mit dem entspannten Feierabend die Disziplin vorbei. In gemütlicher Atmosphäre genießt man ohne Grenzen. Wenn Sie der Heißhunger überkommt, kann das daran liegen, dass Sie sich zu den Mahlzeiten nicht wirklich satt gegessen haben. Aber in den meisten Fällen ist es eher Langeweile oder die offene Knabberei auf dem Tisch. Trinken Sie dazu noch Alkohol, ist die Tagesbilanz nicht mehr zu retten. Dabei ist es gar nicht schwer, den Abend ohne Naschereien zu verbringen:

- Putzen Sie nach dem Abendessen die Zähne. Der frische Geschmack der Zahnpasta neutralisiert den Hunger auf Süßes.

- Wer Süßigkeiten & Co. in der Schublade aufbewahrt, wird nicht in Versuchung geführt. Denn aus den Augen, aus dem Sinn!
- Streichen Sie Süßigkeiten von Ihrer Einkaufsliste – ist nichts Süßes im Haus, ist die Versuchung gleich null!
- Leckere Tees oder kalorienfreie Erfrischungsgetränke sind Alternativen zu alkoholischen Getränken.
- Treiben Sie Sport – Gymnastik oder eine Runde Laufen nach dem Abendessen lenken ab.
- Gönnen Sie sich ein Entspannungsbad, legen Sie eine Gesichtsmaske auf, oder relaxen Sie bei einem tollen Hörbuch – das entspannt auf kalorienfreie Weise. Manchmal hilft schon ein Riechfläschchen mit Duftöl.
- Sehen Sie nicht so viel fern. Lesen Sie lieber ein Buch. Laut einer deutschen Studie wird in Fernsehsendungen viel zu süß und fett geschlemmt, was die Zuschauer zum Mitessen animiert.

Studien beweisen:
Eiweiß am Abend stärkt die Knochen

Eiweißreiche Lebensmittel wie z. B. Milchprodukte enthalten meist viel Kalzium. Da der Auf- und Abbau der Knochen vor allem in der Nacht stattfindet, sollten Sie vor dem Schlafengehen statt zu Süßem z. B. lieber zu einem probiotischen Joghurt oder zu einem Stück würzigem Käse greifen.

Abends keine Zeit zum Kochen? Kein Problem!

Ein leckerer Salat ist im Nu fertig! Auf dieser Seite finden Sie eine Vielzahl von Lebensmitteln, die Ihnen für Ihre eigenen Salatkreationen zur Verfügung stehen. Suchen Sie einfach die raus, die Sie mögen – lassen Sie Ihrer Kreativität bei den Salat-Kombis freien Lauf.

Die Grundlage des Salates sollten die Blattsalate bilden. Hier dürfen Sie ruhig zugreifen, denn sie enthalten kaum Kalorien. Das liegt an dem hohen Was-sergehalt. Außerdem besitzen Blattsalate ein großes Volumen – der Magen wird gut gefüllt, Sie sind richtig satt, ohne viele Kalorien aufgenommen zu haben.

Berechnen Sie für zwei Portionen 1/2 Kopf Salat sowie 200 g Gemüse/Obst. Von der sättigenden Komponente sollte es ein Lebensmittel sein oder aber zwei Specials. Die sättigende Komponente liefert wertvolle Kohlenhydrate, die Specials gesundes Eiweiß. Dazu gibt es für jede Person eine Scheibe Bioaktivbrot – dann ist das gesunde Bioaktivabendessen komplett. Wenn Sie abends zu Süßhunger neigen, bevorzugen Sie die zwei Specials.

Salat-Kombis: Genießen Sie Blattsalat mit Gemüse oder Obst, einem Sattmacher und einem Special

Grundlagen	Gemüse/Obst	Sattmacher	Specials
Kopfsalat	Tomaten	50 g Nudeln (roh)	1 Scheibe Koch-schinken
Eisbergsalat	Möhren	50 g Reis (roh)	
Endiviensalat	Gurke	80 g gegarter Mais	1 Scheibe Schnitt-käse (25 g)
Lollo rosso	Radieschen		
Feldsalat	Paprika	90 Couscous (Trockengewicht)	75 g gebratene Hähnchenbrust
Radicchio	Champignons		
Chicorée	Zwiebeln	90 g Bulgur	1 gekochtes Ei
Romana	Zucchini	50 g geröstete Brotwürfel	2 Scheiben Räucherlachs
Rucola	Fenchel		
Eichblattsalat	Stangensellerie		100 g Krabben
	Orangen		12 grüne Oliven
	Trauben		1 EL Nüsse oder Samen
	Mandarinen		
	Apfel		20 g Thunfisch

Denn ein eiweißreiches Abendessen senkt das Verlangen nach Süßigkeiten.

Als Dressing ist eine Essig-Öl-Vinaigrette ideal. Für zwei Portionen: 2 EL Olivenöl oder Rapsöl, 1 EL milder Essig, 2 EL Wasser, 1/2 TL Senf, Salz, Pfeffer. Oder lieber ein Joghurtdressing? Für zwei Portionen: 3 EL Joghurt (1,5 % Fett), 1 EL Pesto, 1 Spritzer Zitronensaft, Salz, Pfeffer.

Tipp: Bereiten Sie die doppelte Salatmenge zu. So ist das Abendessen für den nächsten Tag schon fertig. Die zweite Hälfte einfach in einer Schüssel gut verschlossen in den Kühlschrank stellen.

Leckere Brote – im Handumdrehen fertig

Alternativ zu unseren Abendrezepten mit Salat können Sie sich natürlich auch eine kalte Brotmahlzeit zubereiten. Auch diese ist fix gemacht.

Grundlage für die Brotmahlzeit ist pro Portion eine Scheibe Bioaktivbrot. Anregungen, wie Sie diese lecker und gesund zugleich belegen können, finden Sie in der Tabelle unten auf dieser Seite. Wählen Sie nach Belieben pro Scheibe Bioaktivbrot einen Aufstrich, einen Belag und zwei Extras aus.

Gesunde Brotzeit – ganz leicht und super lecker: pro Person 1 Scheibe Bioaktivbrot mit …

Aufstrich	Belag	Extras
1/2 TL Butter	1 – 2 Scheiben Käse (25 g)	1 kleiner Apfel
1/2 TL Halbfettmargarine	2 Scheiben Kochschinken	2 Tomaten
1 TL Senf	2 Scheiben roher Schinken (ohne Fettrand)	1 Handvoll Paprikastreifen
1 TL Ajvar	3 TL Frischkäse (Doppelrahm)	1 Glas Tomatensaft
1 TL Tomatenmark	3 TL körniger Frischkäse (20 % F. i. Tr.)	1/4 Gurke
2 TL Quark	3 TL Kräuterquark (Magerstufe)	150 g Cornichons
1 TL Pesto	1 Ei	2 Artischockenböden aus der Dose
	3 Mini-Mozzarella	1 Glas Orangensaftschorle
	2 Scheiben Putenaufschnitt	
	1 – 2 TL Kalbsleberwurst (Diät)	3 – 4 Radieschen
	2 Scheiben Räucherlachs	1 Glas Apfelsaftschorle
	30 g Thunfisch	

Frisée-Salat mit Orangen

Frisée-Salat mit Orangen

Frisée-Salat enthält wichtige Folsäure für die Blutbildung und Zellteilung.

Für 2 Portionen
200 g Frisée-Salat
3 Orangen (davon 1 unbehandelt)
1 EL Honig
1 TL Senf
1 TL Essig
2 EL Olivenöl
Salz, Pfeffer
100 g fettreduzierter Mozzarella
2 Scheiben Bioaktivbrot
1 TL Orangenkonfitüre

1. Den Frisée-Salat waschen und die Blätter grob zerkleinern. Zwei Orangen samt weißer Haut schälen, vierteln und anschließend in Scheiben schneiden. Den Salat mit den Orangenscheiben vermischen.

2. Die unbehandelte Orange waschen, die Schale fein abreiben, den Saft auspressen und beides zusammen mit dem Honig, Senf, Essig, Öl, Salz und Pfeffer zu einer Vinaigrette rühren. Unter den Salat ziehen.

3. Mozzarella in dünne Scheiben schneiden. Das Brot mit Konfitüre bestreichen, mit dem Mozzarella belegen und unter dem Backofengrill kurz überbacken. Zum Salat reichen.

Variante: Frisée durch Endivie oder Chicorée ersetzen. Statt überbackenem Käsebrot schmeckt auch je ein Räucherforellenfilet oder ein Putensteak.

Pro Portion: ca. 405 kcal, 17 g F, 45 g KH, 17 g EW
Inhaltsstoffe: Folsäure, Kalzium, Eisen, Kalium, Zink,
Kategorie: Basic Balance

Info

Bittere Blattsalate wie Frisée, Endivie oder Chicorée enthalten Bitterstoffe *(Intybin, Lactucerol), die die Verdauung und den Appetit anregen und gallen- und harntreibende Wirkung besitzen. Sie sind außerdem reich an Kalzium, Eisen, Kalium und Zink.*

Romana-Salat
mit marinierten Pilzen

Der Salat enthält blutbildendes Chlorophyll sowie Zink und Selen für die Abwehrkräfte.

Für 2 Portionen
1 Zwiebel, 1 Knoblauchzehe
2 EL Olivenöl
1 unbehandelte Zitrone, Salz
2 Lorbeerblätter
1 TL grüner Pfeffer (aus dem Glas)
400 g Champignons
1 Mini-Romana, 40 g Kürbiskerne
2 Scheiben Bioaktivbrot

1. Zwiebel und Knoblauch abziehen, würfeln, mit 1 Esslöffel Olivenöl in einem Topf glasig dünsten. Zitrone waschen, mit einem Sparschäler schälen, halbieren und den Saft auspressen. 1/4 der Zitronenschale fein würfeln, mit Saft, 1/2 Teelöffel Salz, den Lorbeerblättern und dem Pfeffer in den Topf geben.

2. Champignons abbürsten, Stiele kürzen, große Pilze halbieren. Eine Handvoll Pilze in den Topf geben, zugedeckt einmal aufkochen lassen, mit einer Schaumkelle herausnehmen. Portionsweise mit allen Pilzen so verfahren, dabei bildet sich zunehmend mehr Sud. Am Ende alle Pilze einlegen, nachwürzen.

3. Romana putzen, waschen und in Streifen schneiden. Die Kürbiskerne

in einer Pfanne ohne Fett rösten. Pilze auf dem Salat anrichten, etwas Sud und Kürbiskerne zugeben, dazu Brot reichen.

Tipp: Machen Sie die doppelte Portion und lagern sie im Kühlschrank bis zu 4 Tage: Die Pilze gewinnen an Aroma.

Pro Portion: ca. 397 kcal, 22 g F, 31 g KH, 18 g EW
Inhaltsstoffe: opiatähnliche Stoffe, Ballaststoffe, Chlorophyll, Eisen, ungesättigte Fettsäuren
Kategorie: Fatburner

Info

Grüne Blattsalate enthalten opiatähnliche Stoffe, *die die Nerven beruhigen und die Salate als Abendessen zur gesunden Einschlafhilfe machen. Wichtig: Bereiten Sie die Salate mit Öl zu, da diese Verbindungen fettlöslich sind. Die Bitterstoffe der Salate stärken zudem Darm und Immunsystem. Die Inhaltsstoffe stecken vor allem in den Außenblättern.*

Salatsuppe
mit Erbsen und Avocado

Opiatähnliche Stoffe aus Kopfsalat und Avocado lassen Sie zur Ruhe kommen.

Für 2 Portionen
300 g Salatherzen
3 Frühlingszwiebeln
1 EL Rapsöl, 200 g TK-Erbsen
1/2 l Gemüsebrühe
Salz, Pfeffer, Muskatnuss
1 Avocado, 1 Spritzer Zitronensaft

1. **Salatherzen** waschen, abtropfen und in feine Streifen schneiden. **Frühlingszwiebeln** waschen, putzen, in Ringe schneiden und im **Rapsöl** bei schwacher Hitze 2 Minuten dünsten. Salat und **Erbsen** zu den Zwiebeln geben, kurz mitdünsten, ohne dass der Salat Farbe annimmt. Mit der **Gemüsebrühe** ablöschen, aufkochen und bei schwacher Hitze 2 Minuten sanft kochen lassen.

2. Suppe mit einem Pürierstab cremig aufmixen. Anschließend **salzen, pfeffern** und mit **Muskat** würzen. **Avocado** schälen, in kleine Würfel schneiden, mit etwas **Zitronensaft** beträufeln und zur Suppe geben.

Pro Portion: ca. 432 kcal, 34 g F, 18 KH, 13 g EW
Inhaltsstoffe: Ballaststoffe, Vitamin C, Folsäure, essenzielle Aminosäuren, ungesättigte Fettsäuren
Kategorie: Basic Balance

Wraps mit Putenbrust

Sesam liefert Eisen, Zink und ungesättigte Fettsäuren, die Herz und Gefäße schützen.

Für 2 Portionen
150 g Weizenmehl Typ 1050
20 g Sesamsamen
Salz, Kurkuma
1/4 Eisbergsalat
100 g geräucherte Putenbrust
1 Tomate
3 EL Joghurt
1/2 TL Currypulver, Pfeffer

1. Das **Mehl** mit **Sesam,** 1/2 Teelöffel **Salz,** 1 Teelöffel Kurkuma und 100 ml Wasser verkneten. **Salat** waschen und in feine Streifen schneiden. **Putenbrust** in Streifen schneiden, **Tomate** waschen, vom Stielansatz befreien und in Spalten schneiden. **Joghurt** mit **Currypulver,** Salz und Pfeffer würzen.

2. Den Teig vierteln und zu dünnen Fladen ausrollen. Eine schwere Pfanne erhitzen. Die Fladen darin von jeder Seite 1 bis 2 Minuten backen. Wraps dünn mit Joghurtsauce bestreichen. Mit Salat, Putenbrust und Tomate belegen, fest aufrollen.

Pro Portion: ca. 391 kcal, 7 g F, 56 KH, 32 g EW
Inhaltsstoffe: Kalzium, Betacarotin, Eisen, Phosphor
Kategorie: Basic Balance

Curry-Möhren mit Reis

Bioflavonoide der Möhre unterstützen die Zellatmung. Der Curry macht das Gericht leichter verdaulich.

Für 2 Portionen
500 g Möhren
1 EL Rapsöl
100 g mageres Rinderhackfleisch
Salz
Currypulver
Garam Masala
80 ml Orangensaft
100 ml Gemüsebrühe
60 g parboiled Vollkornreis
40 g getrocknete Aprikosen

1. Die Möhren waschen, putzen und schräg in 2 cm lange Stücke schneiden. In einer Pfanne im Öl das Hackfleisch krümelig braun braten, dabei Salz und je 1 Teelöffel Currypulver und Garam Masala zugeben. Dann die Möhren zugeben, kurz mitbraten, mit Orangensaft und Gemüsebrühe ablöschen.

2. Den Reis mit 1 Teelöffel Salz erhitzen, mit 120 ml Wasser ablöschen, aufkochen. Zugedeckt ca. 20 Minuten garen. Die Aprikosen in Streifen schneiden und zur Möhren-Hackfleisch-Mischung geben. Das Ganze zugedeckt ca. 15 Minuten garen.

3. Die Möhren abschmecken und mit dem Reis servieren.

Pro Portion: ca. 425 kcal, 14 g F, 57 g KH, 15 g EW
Inhaltsstoffe: Eiweiß, Betacarotin, Limonen, Bioflavonoide
Kategorie: Immun Plus

Info

Möhren sind reich an Betacarotin, der Vitamin-A-Vorstufe. *Sie sollten junge Möhren nicht schälen, nur sauber bürsten. Carotin wird am besten aus gegarten Möhren mit einer Spur Fett aufgenommen. Vitamin A ist gut für Haut, Schleimhäute und Augen. Zudem enthalten Möhren viel Folsäure, B-Vitamine und Ballaststoffe.*

Möhren-Orangen-Salat
mit Pute

Mehrfach ungesättigte Fettsäuren aus Olivenöl und Sesamsamen schützen die Gefäße.

Für 2 Portionen
400 g Bundmöhren
2 unbehandelte Orangen
2 EL Olivenöl
1–2 EL Zitronensaft
Salz, Pfeffer, Zimtpulver
200 g Putenbrust
40 g ungeschälte Sesamsamen

1. **Möhren** waschen, wenn nötig abbürsten, und grob raspeln. **Orangen** waschen, von einer die Schale abreiben. Orangen schälen, vierteln und in dünne Scheiben schneiden. Saft dabei auffangen.

2. Orangenschale, Orangensaft, 1 Esslöffel **Olivenöl** und je nach Süße 1 bis 2 Esslöffel **Zitronensaft** mischen. Mit **Salz, Pfeffer** und **Zimt** würzen. Möhren, Orangen und Sauce mischen. **Putenbrust** würfeln, würzen und in einer Pfanne mit 1 Esslöffel Olivenöl mit dem **Sesam** anbraten. Unter den Salat mengen und servieren.

Pro Portion: ca. 427 kcal, 22 g F, 27 g KH, 30 g EW
Inhaltsstoffe: Eiweiß, Betacarotin, Limonen, mehrfach ungesättigte Fettsäuren
Kategorie: Immun Plus

Limetten-Möhren
mit Krabben

Limonen aus der Limette soll Krebs vorbeugen. Krabben enthalten viel Eisen und Zink.

Für 2 Portionen
100 g Vollkornreis, Salz
400 g Bundmöhren
150 ml Gemüsebrühe
2 unbehandelte Limetten
100 ml Kokosmilch
(Dose oder Tetrapak)
150 g Krabben
Pfeffer

1. **Reis** mit 1/2 Teelöffel **Salz** erhitzen, mit 200 ml Wasser aufgießen, aufkochen und ca. 30 Minuten ausquellen lassen. Inzwischen die **Möhren** waschen, putzen und in der Küchenmaschine in dünne Scheiben hobeln. In der **Gemüsebrühe** einmal aufkochen.

2. **Limetten** abwaschen, Schale abreiben und Saft auspressen. **Kokosmilch** und **Krabben** mit Limettensaft und -schale zu den Möhren geben. Das Ganze mit Salz und **Pfeffer** abschmecken, mit dem Reis mischen und servieren.

Pro Portion: ca. 363 kcal, 5 g F, 57 g KH, 19 g EW
Inhaltsstoffe: Eiweiß, Betacarotin, Limonen, B-Vitamine, Eisen, Zink
Kategorie: Immun Plus

Kohlrabitopf mit Lachsfilet

Das Magnesium im Kohlrabi wirkt positiv auf das Herz und die Blutbildung. Ätherische Öle im Senf lindern Sodbrennen.

Für 2 Portionen
500 g Kohlrabi
2 EL Rapsöl
200 ml Gemüsebrühe
50 g Sahne
1 EL grober Senf
Salz, Pfeffer
2 Lachsfilets (à 150 g)

1. Den **Kohlrabi** waschen, putzen, Blätter von den Stielen zupfen und in feine Streifen schneiden. Knollen in 2 cm große Würfel schneiden. In einem Topf das **Öl** erhitzen und die Kohlrabiwürfel darin ca. 3 Minuten zugedeckt dünsten.

2. Die Kohlrabiblätter, die **Gemüsebrühe** und die **Sahne** dazugeben und das Ganze weitere 5 Minuten bei schwacher Hitze sanft kochen lassen. Den **Senf** dazugeben und mit **Salz** und **Pfeffer** abschmecken.

3. Die **Lachsfilets** salzen und pfeffern und im Ganzen in den Topf geben. Alles zugedeckt bei schwacher Hitze ca. 5 Minuten ziehen lassen, bis der Fisch gar ist.

Tipp: Schmeckt toll mit einem Schuss Noilly Prat.

Pro Portion: ca. 418 kcal, 29 g F, 8 g KH, 32 g EW
Inhaltsstoffe: Magnesium, Kalzium, ätherische Öle, Omega-3-Fettsäuren
Kategorie: Heart Healthy

Info

Die Blätter des Kohlrabi enthalten zwei- bis dreimal so viel Vitamin C wie die Knolle. *Gleiches gilt für Betacarotin und viele Mineralien. Deshalb kaufen Sie ihn am besten so früh wie möglich im Jahr und idealerweise als Bioware. So können Sie die Blätter kleingehackt mitverwenden. Das Öl der Pastinake lindert Verdauungsbeschwerden und stimuliert das Nervensystem.*

Kohlrabigraupen
mit Tafelspitz

Kohlrabi und Rindfleisch liefern wertvolles Eisen. Graupen enthalten B-Vitamine und Ballaststoffe.

Für 2 Portionen
500 g Kohlrabi, 1 Bund Petersilie
1 unbehandelte Zitrone
1 EL Öl, Salz, Pfeffer
1/2 l Rindsbouillon
100 g Perlgraupen
150 g Rindfleisch (Tafelspitz)
1 EL Sahnemeerrettich

1. **Kohlrabi** waschen, putzen, Blätter hacken, Knolle in 4 cm lange Stifte schneiden. **Petersilie** waschen, Blätter hacken. Die **Zitrone** heiß waschen und die Schale abreiben.

2. Kohlrabi im **Öl** andünsten, mit Zitronenschale, **Salz** und **Pfeffer** würzen. Mit **Bouillon** ablöschen, **Graupen** zugeben und 5 Minuten kochen, dann Kohlrabiblätter zugeben und 5 Minuten garen. Zitrone auspressen.

3. **Rindfleisch** in Streifen schneiden, mit Salz, Pfeffer und **Meerrettich** würzen und 5 Minuten vor Ende der Garzeit einlegen. Mit Salz, Pfeffer und Zitronensaft abschmecken.

Pro Portion: ca. 398 kcal, 10 g F, 47 g KH, 27 g EW
Inhaltsstoffe: Vitamin B und C, Eisen
Kategorie: Happy Mood

Pastinaken-Carpaccio
mit Bündner Fleisch

Pastinaken sind reich an dem Ballaststoff Pektin, der den Cholesterinspiegel senkt.

Für 2 Portionen
400 g knackige Pastinaken
1 Bund Basilikum (30 g)
90 g Bündner Fleisch (sehr dünn geschnitten)
Salz, Pfeffer
2 EL Apfelbalsam-Essig
2 EL Kürbiskernöl
60 g Kürbiskerne

1. Die **Pastinaken** waschen, schälen und in hauchdünne Scheiben hobeln. **Basilikum** waschen, die Blätter abzupfen und mit den Pastinaken und dem **Bündner Fleisch** fächerförmig auf einer großen Platte anrichten.

2. Alles **salzen, pfeffern** und mit **Essig** und **Kürbiskernöl** beträufeln. Die **Kürbiskerne** in einer Pfanne ohne Fett rösten und noch heiß über das Carpaccio geben.

Pro Portion: ca. 402 kcal, 29 g F, 10 g KH, 28 g EW
Inhaltsstoffe: Pektin, Kalium, Kalzium, ätherische Öle, Bitterstoffe
Kategorie: Heart Healthy

Kürbiscremesuppe mit Klößchen

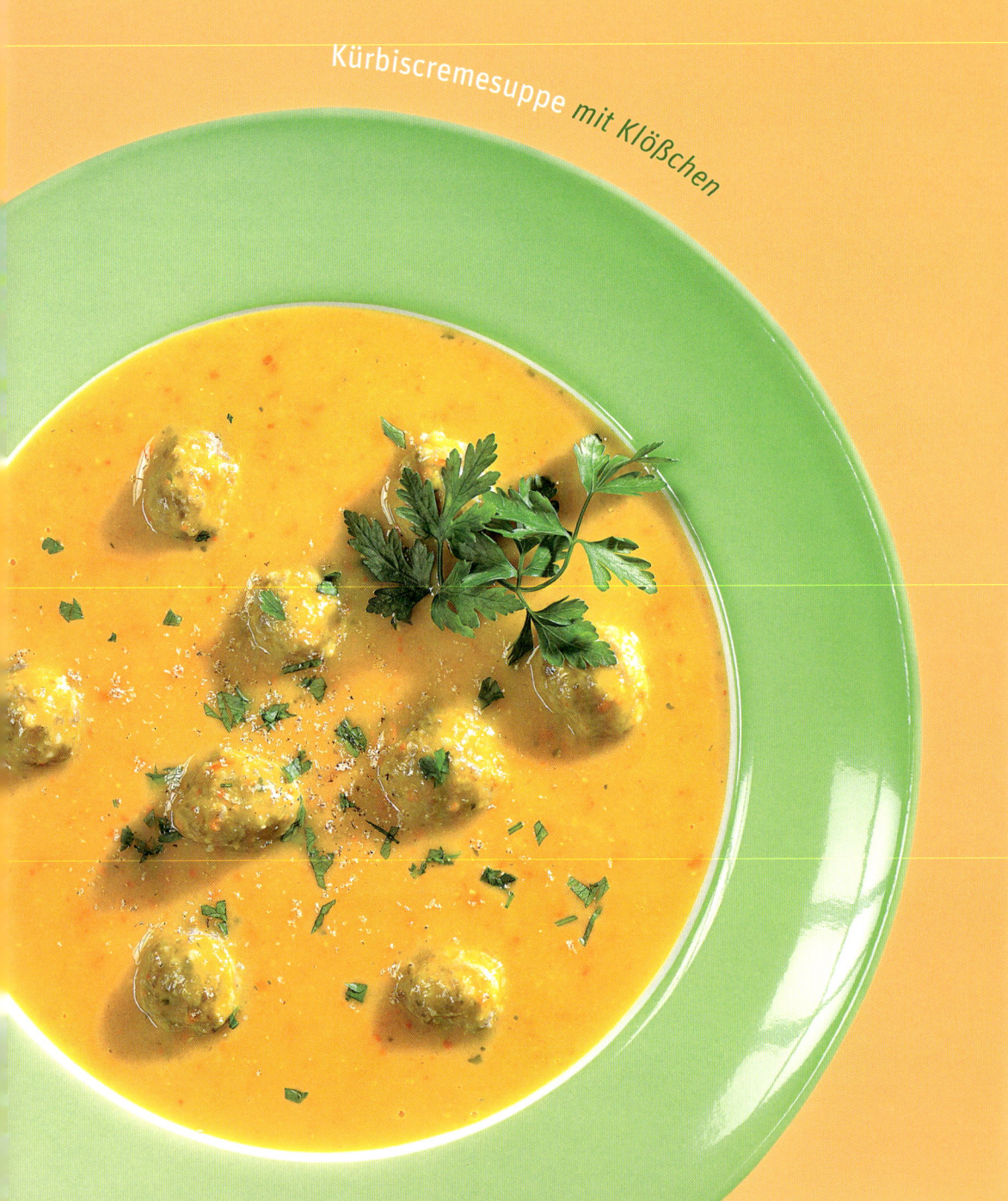

Kürbiscremesuppe
mit Klößchen

Reichlich Betacarotin aus dem Kürbis schützt die Zellwände vor schädlichen Einflüssen.

> *Für 2 Portionen*
> *1 Zwiebel*
> *400 g Hokkaidokürbis*
> *1 EL Rapsöl*
> *Salz, Pfeffer*
> *1/2 l Gemüsebrühe*
> *2–3 EL Haferkleie*
> *150 g rohe Bratwurst*
> *50 ml Kokosmilch*
> *Muskatnuss*
> *100 ml frisch gepresster Orangensaft*

1. Die Zwiebel abziehen und grob würfeln. Kürbis waschen, Kerne und das faserige Innere entfernen. In Stücke schneiden und mit den Zwiebeln im Rapsöl andünsten, mit Salz und Pfeffer würzen. Mit der Brühe ablöschen, Kleie zufügen und ca. 15 Minuten garen, bis der Kürbis weich ist.

2. Aus der Bratwurst das Innere herausdrücken und zu haselnussgroßen Klößchen formen. Die Suppe cremig pürieren, Kokosmilch und Klößchen hineingeben, mit Muskat würzen.

3. Suppe bei schwacher Hitze 5 Minuten kochen. Zum Schluss mit Orangensaft und Gewürzen abschmecken und nach Belieben mit Petersilie garnieren.

Varianten: Kokosmilch durch aufgeschäumte Milch und Klößchen durch 100 g Räucherlachs oder 100 g Edelpilzkäse oder 150 g Krabben ersetzen.

Pro Portion: ca. 401 kcal, 29 g F, 19 g KH, 14 g EW
Inhaltsstoffe: Betacarotin, Kalium, Natrium, Magnesium, ätherische Öle
Kategorie: Basic Balance

Info

Kürbis enthält extrem viel Betacarotin, dazu viele B-Vitamine, Magnesium, Kalzium, Eisen und Phosphor. Durch sein optimales Kalium-Natrium-Verhältnis wirkt Kürbis besonders mild entwässernd und reizarm bei Bluthochdruck. Seine Bitter- und Schleimstoffe regen zudem die Darmtätigkeit an.

Gefüllte Tomaten
mit Bulgur

Tomaten regen den Appetit an. Allicin aus dem Knoblauch wirkt zudem positiv auf den Cholesterinspiegel.

Für 2 Portionen
8 Tomaten, Salz, Pfeffer
1 Knoblauchzehe
3 Zweige Thymian
2 Frühlingszwiebeln
1 EL Olivenöl, 1 Zitrone
100 g Bulgur
30 g schwarze Oliven (entsteint)
2 EL Schmant

1. Den Backofen auf 180 °C vorheizen. **Tomaten** waschen, jeweils einen flachen Deckel abschneiden und das Innere mit einem Teelöffel aushöhlen. Innen **salzen** und **pfeffern**. **Knoblauch** abziehen. **Thymian** waschen, Blättchen abzupfen. Tomatendeckel vom Stielansatz befreien und mit Fruchtfleisch, Knoblauch und Thymian hacken. Die **Frühlingszwiebeln** waschen, putzen und sehr klein schneiden.

2. Mischung in einer Pfanne im **Öl** ca. 2 Minuten anbraten. Die **Zitrone** auspressen. Zitronensaft und 120 ml Wasser zum Gemüse geben und aufkochen lassen. **Bulgur** in die Pfanne einrühren, vom Herd nehmen und 5 Minuten quellen lassen.

3. Die **Oliven** klein schneiden und mit dem **Schmant** untermischen. Mit Salz und Pfeffer kräftig abschmecken. Die Tomaten mit der Masse füllen, in einer Auflaufform 25 Minuten im Ofen (Mitte) backen.

Pro Portion: ca. 388 kcal, 19 g F, 44 g KH, 8 g EW
Inhaltsstoffe: Lycopin, Allicin, Kalium, Selen, mehrfach ungesättigte Fettsäuren
Kategorie: Heart Healthy

Info

Tomaten enthalten reichlich Kalium, Vitamin C, Folsäure und Vitamin A. *Sie wirken harntreibend und gleichen den Mineralstoffhaushalt aus. Bedeutend ist außerdem der Bioaktivstoff Lycopin. Er wirkt antioxidativ und schützt Herz und Gefäße. Grüne Stellen und der Stielansatz enthalten Solanin, also besser entfernen.*

Tomaten-Couscous-Salat
mit Thunfisch

Carotinoide in Paprikaschoten schützen die Haut vor UV-Strahlung. Thunfisch ist reich an Omega-3-Fettsäuren.

Für 2 Portionen
1 unbehandelte Zitrone
120 g Couscous, 1 EL Rapsöl
Salz, Pfeffer, Zimtpulver
1 gelbe Paprikaschote
200 g Kirschtomaten
1 Bund glatte Petersilie
1 Dose Thunfisch naturell (185 g)
einige Pfefferminzblättchen

1. Zitrone waschen, die Schale abreiben und den Saft auspressen. Couscous mit Zitronensaft und -schale, Öl und 100 ml Wasser verrühren, kräftig mit Salz, Pfeffer und Zimt würzen und quellen lassen.

2. Paprika und Tomaten waschen. Paprika putzen und klein würfeln. Tomaten halbieren. Petersilie waschen, die Blätter abzupfen und hacken. Couscous, Paprika, Tomaten, Kräuter und Thunfisch vermischen, mit Salz und Pfeffer abschmecken. Vor dem Servieren eventuell Wasser zugeben. Mit Pfefferminze bestreut servieren.

Pro Portion: ca. 465 kcal, 26 g F, 31 g KH, 27 g EW
Inhaltsstoffe: Eisen, Jod, Lycopin, Kalium, Vitamin A und C, Omega-3-Fettsäuren
Kategorie: Heart Healthy

Gratin von
Chicorée und Tomaten

Chicorée regt durch seinen Inulin- und Kaliumgehalt die Verdauung an.

Für 2 Portionen
2 Stauden Chicorée (ca. 400 g)
3 Tomaten
300 g gegarte Kartoffeln
1 TL Öl, Salz, Pfeffer
150 ml Gemüsebrühe
40 g geriebener Parmesan
3 EL gehackte Petersilie
40 g gemahlene Walnüsse
1 Knoblauchzehe

1. Den Backofen auf 200 °C vorheizen. Chicorée und Tomaten waschen und in Scheiben schneiden. Die gegarten Kartoffeln ebenfalls in Scheiben schneiden. Alles dachziegelartig in eine mit Öl gefettete Auflaufform schichten, dabei mit Salz und Pfeffer würzen. Gemüsebrühe zugießen.

2. Parmesan mit Petersilie und Walnüssen mischen. Knoblauch abziehen, fein hacken und dazugeben. Gratin nochmals salzen und pfeffern. Anschließend mit der Parmesan-Mischung bestreuen und 25 Minuten im Ofen (Mitte) überbacken.

Pro Portion: ca. 418 kcal, 25 g F, 32 g KH, 16 g EW
Inhaltsstoffe: mehrfach ungesättigte Fettsäuren, Lycopin, Bitterstoffe, Kalium
Kategorie: Heart Healthy

Selleriesuppe
mit Fischklößchen

Seelachs ist reich an mehrfach ungesättigten Fettsäuren und Jod für die Schilddrüse. Currypulver regt die Verdauung an.

Für 2 Portionen
400 g Knollensellerie (mit Grün)
100 g Möhren
1 Knoblauchzehe
2 TL Currypulver
1 EL Olivenöl
1/2 l Gemüsebrühe
250 g Seelachs
Salz, Pfeffer
1 EL Schmant
2 EL gehackte Petersilie
2 Vollkornbrötchen

1. **Sellerie** und **Möhren** waschen, schälen und in Würfel schneiden. Selleriegrün beiseitelegen. **Knoblauch** abziehen und klein hacken. Gemüse, Knoblauch und **Curry** in einem Topf im **Öl** 5 Minuten andünsten. Mit **Gemüsebrühe** aufgießen. Alles in 10 Minuten weich dünsten.

2. **Seelachs** mit etwas Selleriegrün pürieren, **salzen** und **pfeffern** und mit nassen Händen zu Klößchen formen.

3. Gemüse mit dem Pürierstab fein pürieren. **Schmant** und **Petersilie** einrühren und mit Curry, Salz und Pfeffer abschmecken. Fischklöße

in die Suppe legen und zugedeckt 8 Minuten ziehen lassen.

Pro Portion: ca. 428 kcal, 17 g F, 32 g KH, 36 g E
Inhaltsstoffe: Betacarotin, ätherische Öle, Jod, Bitterstoffe
Kategorie: Immun Plus

Info

Fenchel und Sellerie sind reich an ätherischen Ölen (Monoterpene). *Fenchel fördert die Verdauung und lindert Magenbeschwerden. Im Winter kann er gegen Erkältungen sehr hilfreich sein. Sein Gehalt an Ballaststoffen unterstützt die Darmfunktion. Bitter- und insulinähnliche Stoffe des Selleries regen den Gallenfluss an und können überschüssige Magensäure vermindern.*

Sellerie-Orangen-Salat
mit Cashewkernen

Sellerie wirkt verdauungsfördernd und regt die Durchblutung im Unterleib an.

Für 2 Portionen
1 Staudensellerie (ca. 500 g)
2 unbehandelte Orangen
150 g Joghurt (3,5 % Fett)
Salz, Pfeffer
80 g Putenschinken
50 g Cashewkerne
Pul Biber (Paprikaflocken; türkischer Lebensmittelladen)
2 Scheiben Bioaktivbrot

1. **Staudensellerie** waschen, Blätter abtrennen und hacken. Stiele in dünne Streifen schneiden. Eine **Orange** heiß waschen und die Schale abreiben. Beide Orangen bis ins Weiße schälen, vierteln und in dünne Scheiben schneiden. Saft auffangen. **Joghurt** mit Orangensaft glatt rühren, Orangenschale dazugeben und Joghurt mit **Salz** und **Pfeffer** würzen.

2. **Putenschinken** würfeln, **Cashewkerne** rösten, hacken und mit Staudensellerie, Orangen und Sauce mischen. **Pul Biber** über den Salat streuen. Mit **Brot** servieren.

Pro Portion: ca. 421 kcal, 16 g F, 43 g KH, 31 g EW
Inhaltsstoffe: Betacarotin, Kalium, Zink, Kalzium, Bitterstoffe, äther. Öle, Eiweiß
Kategorie: Fatburner

Fenchel
mit Mozzarellawürfeln

Tomaten und Fenchel liefern reichlich Vitamin C zur Stärkung des Immunsystems.

Für 2 Portionen
2 Fenchelknollen (ca. 500 g)
1 Zwiebel, 1 EL Olivenöl
1 Dose Tomaten (800 g)
Salz, Pfeffer
getrockneter Oregano
200 g fettreduzierter Mozzarella
200 g Pellkartoffeln oder 2 Scheiben Bioaktivbrot

1. Backofen auf 180° C vorheizen. **Fenchel** waschen und putzen, Fenchelgrün hacken. Knollen vierteln und Fäden abziehen. **Zwiebel** abziehen, würfeln und in **Öl** in einem Topf andünsten. **Tomaten** zugeben und etwas zerkleinern. Fenchel in die Sauce geben, kräftig mit **Salz, Pfeffer** und **Oregano** würzen und ca. 10 Minuten dünsten.

2. Das Gemüse in eine Auflaufform geben, **Mozzarella** würfeln und darüber verteilen. Gemüse im Ofen (Mitte) 15 Minuten überbacken. Mit **Kartoffeln** oder **Brot** servieren.

Pro Portion: ca. 381 kcal, 16 g F, 32 g KH, 27 g EW
Inhaltsstoffe: Eiweiß, Kalzium, Betacarotin, B-Vitamine, Vitamin C
Kategorie: Immun Plus

Rote Bete mit Feldsalat und Apfel

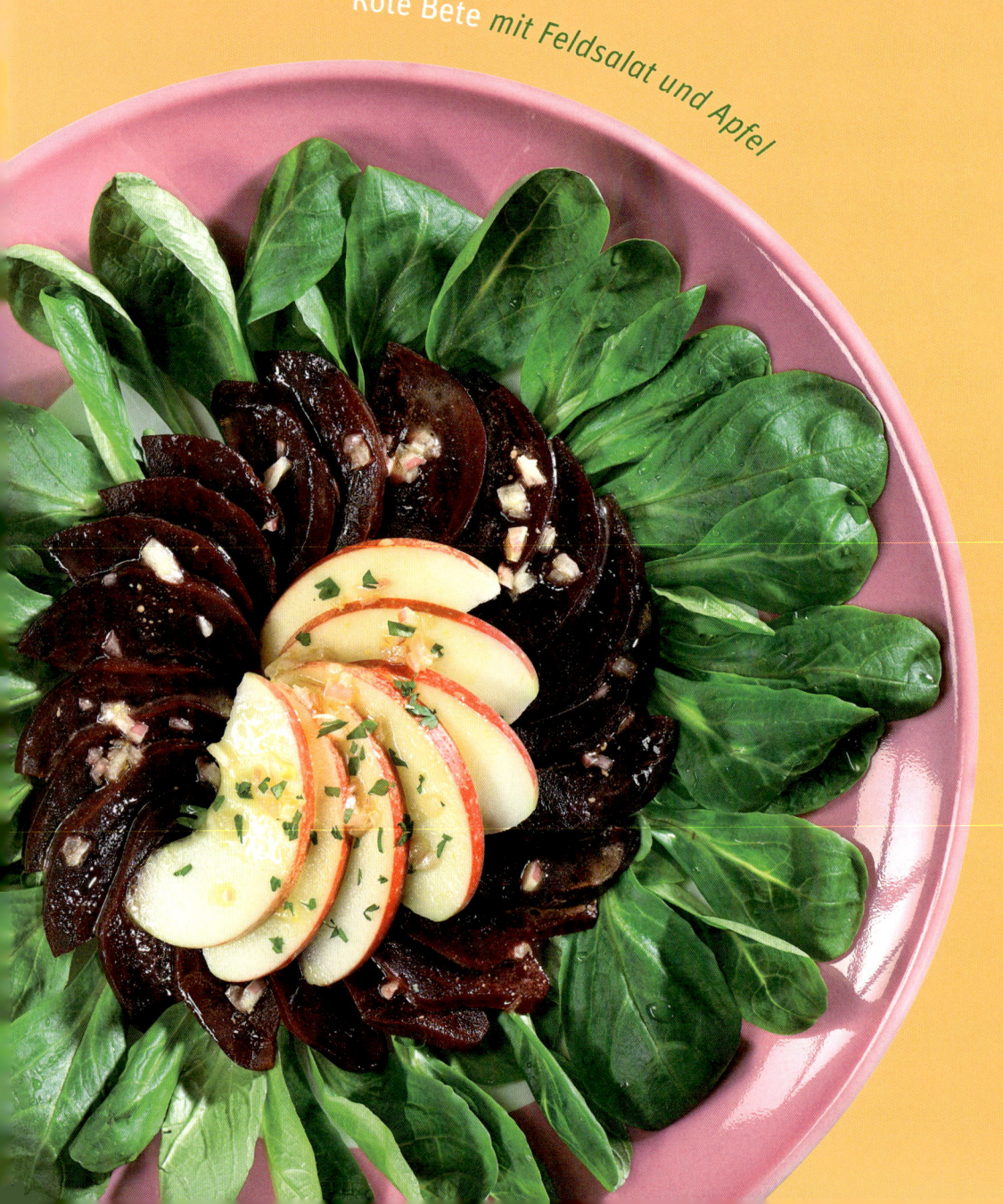

Rote Bete
mit Feldsalat und Apfel

Das Betain der Roten Bete schützt das Immunsystem und regt Leber sowie Galle an.

Für 2 Portionen
300 g Rote Bete (vakuumverpackt)
1 Schalotte
4 EL Apfelsaft
1 TL Honig
1 EL Senf
1–2 EL heller Aceto balsamico
Salz, Pfeffer
2 EL Olivenöl
1 Apfel
2 Stengel Petersilie
100 g Feldsalat
80 g gekochter Schinken
(in Scheiben)
2 Scheiben Bioaktivbrot

1. **Rote Bete** jeweils halbieren und in dünne Scheiben schneiden. Die **Schalotte** klein würfeln. Für die Salatsauce **Apfelsaft** mit **Honig, Senf, Essig, Salz, Pfeffer** und **Olivenöl** verrühren. Rote Bete mit der Hälfte der Sauce mischen und 15 Minuten marinieren.

2. Den **Apfel** waschen, das Kerngehäuse entfernen; Apfel in schmale Spalten schneiden. In die restliche Sauce legen. Die **Petersilie** waschen, fein hacken und zum Apfel geben.

3. Den **Feldsalat** putzen, waschen und trocknen. Auf Tellern anrichten und mit der Roten Bete belegen. Die Apfel-Petersilien-Mischung darauf verteilen. Die **Schinkenscheiben** aufrollen und mit dem **Brot** zum Salat legen.

Pro Portion: ca. 334 kcal, 10 g F, 43 g KH, 18 g EW
Inhaltsstoffe: Bioflavone, Cholin, Kalium, Vitamin C und B, Betain
Kategorie: Immun Plus

Info

Rote Bete ist reich an Kalium und Vitamin A und Vitamin C. *Darüber hinaus enthält sie Magnesium und Vitamin B_2 sowie Eisen, Kupfer, Kalzium, Vitamin B_6, Folsäure und Zink. Rote Bete ist reich an Cholin, welches die Fettablagerung an den Arterienwänden verhindert. Außerdem enthält sie Betanidin zur Festigung der Zellwände und Bioflavone mit antioxidativer Wirkung.*

Spinatsuppe mit
Hühnerbruststreifen

Spinat unterstützt mit Folsäure, Eisen und Chlorophyll die Bildung der Blutkörperchen.

Für 2 Portionen
500 g frischer Spinat (oder 300 g TK-Spinat)
1 Frühlingszwiebel
2 EL Rapsöl
1 kleine Knoblauchzehe
Salz, Pfeffer, Muskatnuss
350 ml Gemüsebrühe
100 g Sahne
150 g Hähnchenbrustfilet

1. **Spinat** gründlich waschen, die groben Stiele entfernen und die Blätter etwas zerkleinern. **Frühlingszwiebel** waschen, putzen und in feine Röllchen schneiden, in 1 Esslöffel **Öl** in einem Topf kurz andünsten.

2. Spinat in den Topf geben und zusammenfallen lassen. **Knoblauch** abziehen, durch die Presse zum Spinat drücken, mit **Salz, Pfeffer** und **Muskatnuss** würzen und zugedeckt ca. 5 Minuten dünsten.

3. Den Spinat mit dem Pürierstab fein pürieren. **Gemüsebrühe** und **Sahne** unterrühren und abschmecken.

4. **Hähnchenbrustfilet** in schmale Streifen schneiden, salzen und pfeffern und in 1 Esslöffel Öl rundherum

goldbraun anbraten. Die Suppe in zwei Teller geben und die Hähnchenstreifen darauf verteilen.

Pro Portion: ca. 366 kcal, 29 g F, 6 g KH, 19 g EW
Inhaltsstoffe: Eisen, Folsäure, Chlorophyll, Eiweiß, Vitamin B und E
Kategorie: Fatburner

Info

Spinat ist mit 10 Vitaminen und 13 Mineralstoffen ein wahrer Gesundbrunnen. Entgegen aller Vorurteile ist er eisenreich. Seine Bitterstoffe fördern die Verdauung. Der hormonähnliche Stoff Sekretin unterstützt zugleich die Funktion der Bauchspeicheldrüse. Mangold enthält mit Betain eine Aminosäure, die die Fettverdauung fördert und die Leber entlastet.

Spinatsalat
mit Erdbeeren und Wachsei

Vitamin C aus den Erdbeeren verbessert die Eisenaufnahme aus dem Spinat.

Für 2 Portionen
200 g Baby-Spinat
250 g Erdbeeren
2 Eier
3 EL Sesamsamen
1 EL Aceto balsamico
1 TL Honig
Salz, Pfeffer
2 EL Olivenöl

1. Den **Spinat** gründlich waschen, putzen und trocken schleudern. Die **Beeren** waschen, putzen, je nach Größe halbieren oder vierteln. Die **Eier** in 7 Minuten wachsweich kochen.

2. Den **Sesam** in einer Pfanne ohne Fett rösten. In eine kleine Schüssel füllen und mit **Balsamico-Essig, Honig, Salz, Pfeffer** und dem **Öl** verrühren. Den Spinat und die Erdbeeren mit der Vinaigrette mischen. Die Eier pellen, einmal durchschneiden und zum Salat servieren.

Pro Portion: ca. 381 kcal, 29 g F, 13 g KH, 16 g EW
Inhaltsstoffe: Eisen, Folsäure, Chlorophyll, Eiweiß, Vitamin B und E
Kategorie: Fatburner

Mangold-Hackfleisch-
Risotto

Die Saponine des Mangolds regen Leber und Niere an.

Für 2 Portionen
300 g Mangold, 1 EL Olivenöl
100 g Rinderhackfleisch
Salz, Pfeffer, 100 g Risottoreis
50 ml Apfelsaft
400 ml heiße Gemüsebrühe
1/2 Apfel, 1 EL Joghurt (3,5 % Fett)

1. **Mangold** waschen. Stiele in Stücke schneiden. Blätter in Streifen schneiden. In einem Topf **Olivenöl** erhitzen. Darin das **Hackfleisch** krümelig anbraten. Mit **Salz** und **Pfeffer** würzen. Mangoldstiele und **Reis** dazugeben und kurz mitdünsten.

2. Unter Rühren mit **Apfelsaft** ablöschen. Sobald dieser vom Reis aufgesogen ist, unter Rühren nach und nach die **Gemüsebrühe** dazugeben. Nach ca. 15 Minuten die Mangoldblätter unterrühren und ca. 5 Minuten mitgaren. Den **Apfel** waschen, vom Kerngehäuse befreien und mit Schale grob raspeln. Zum Schluss mit dem **Joghurt** unter das Risotto ziehen und abschmecken.

Pro Portion: ca. 430 kcal, 17 g F, 51 g KH, 17 g EW
Inhaltsstoffe: Eisen, Folsäure, Chlorophyll, Eiweiß, Vitamin B und E
Kategorie: Happy Mood

Spargelsalat mit Rührei

Rohe Tomate und Rucola sowie gegar-
ter Spargel ergänzen sich hier ideal.

Für 2 Portionen
500 g weißer oder grüner Spargel
40 ml Weißwein
Salz, Zucker
100 g Rucola, 2 Tomaten
60 g gekochter Schinken
1 Bund Schnittlauch
1 EL heller Aceto balsamico
Pfeffer, 2 EL Olivenöl
2 Eier (Größe M)
2 Scheiben Bioaktivbrot

1. Backofen auf 180 °C vorheizen. Spargel waschen, weißen Spargel ganz schälen, grünen Spargel nur schälen, falls nötig. Bei beiden die Enden abschneiden. Je eine Portion Spargel auf ein großes Stück Alufolie legen, die Ränder nach oben klappen. Mit Weißwein begießen, mit Salz und 1 Prise Zucker würzen. Alufolie schließen, Spargel ca. 30 Minuten im Ofen (Mitte) garen.

2. Inzwischen Rucola waschen und von den harten Stielen befreien. Tomaten waschen, vom Stielansatz befreien und würfeln. Schinken ebenfalls würfeln. Schnittlauch waschen und in feine Röllchen schneiden.

3. Spargelpäckchen öffnen. Den Spargelsud mit Aceto balsamico, Salz,

Pfeffer und 1 Esslöffel Öl verrühren. Spargel in Stücke schneiden, mit Tomaten, Schinken, der Hälfte vom Schnittlauch und Sauce vermengen.

4. Eier in eine Schüssel aufschlagen, salzen, pfeffern und den Schnittlauch untermischen. In einer Pfanne im restlichen Öl Rührei braten, auf die Brote verteilen und zum Salat reichen.

Pro Portion: ca. 408 kcal, 21 g F, 28 g KH, 25 g EW
Inhaltsstoffe: Asparaginsäure, Ballaststoffe, Vitamin A und B, Eisen
Kategorie: Basic Balance

Info

Spargel hat mit 12 bis 20 kcal/100 g extrem wenig Kalorien. Die Asparaginsäure verleiht dem Spargel seinen typischen Geschmack und wirkt harntreibend. Artischocken enthalten große Mengen an Inulin. Deshalb sind sie besonders bei hohem Cholesterinspiegel und für Leberkranke zu empfehlen. Ihre Bitterstoffe unterstützen die Leberfunktion.

Spargelcremesuppe
mit Sesam

Diese Suppe entgiftet und beruhigt!

Für 2 Portionen
500 g grüner Spargel
1 Zwiebel, 1 EL Butter
2 EL Haferflocken, Salz
2 EL ungeschälte Sesamsamen
1 EL Tahin (Sesampaste)
2 EL Schmant, Pfeffer, 1/4 l Milch
1 Spritzer Worcestersauce

1. Spargel waschen, Enden abschneiden, Spitzen abtrennen und hacken. Stangen, wo nötig, schälen und in Stücke schneiden. Die Zwiebel abziehen und würfeln. Zwiebel in der Butter glasig dünsten. Spargelstücke kurz mitdünsten, Flocken zugeben, 1/2 Liter Wasser angießen, salzen, zum Kochen bringen und Spargel bei mittlerer Hitze zugedeckt ca. 15 Minuten garen. Sesam in einer Pfanne ohne Fett rösten.

2. Tahin und Schmant in die Suppe geben. Suppe fein pürieren, salzen und pfeffern. Milch aufschäumen und unterheben. Die gehackten Spargelspitzen mit Sesam zur Suppe geben. Mit Worcestersauce würzen.

Pro Portion: ca. 396 kcal, 27 g F, 23 g KH, 15 g EW
Inhaltsstoffe: Ballaststoffe, Vitamin A und C, Asparaginsäure, Eisen, Kalium
Kategorie: Basic Balance

Artischockensalat
auf Schweineschnitzel

Der Mix beruhigt nervöse Mägen.

Für 2 Portionen
300 g Salatkartoffeln, Salz
1 Dose Artischockenherzen (240 g)
50 g getrocknete Tomaten (in Öl)
1 Bund Frühlingszwiebeln
3 Zweige Thymian
1/4 l heiße Gemüsebrühe
1 TL Senf, Pfeffer, 2 EL Öl
2 Schweineschnitzel (à 100 g)

1. Kartoffeln abrubbeln, mit Salz und wenig Wasser in 20 bis 25 Minuten gar kochen. Artischockenherzen abtropfen, Saft auffangen. Artischocken achteln, Tomaten würfeln. Frühlingszwiebeln waschen, putzen und in Ringe schneiden. Thymian waschen und die Blättchen abzupfen.

2. Kartoffeln abgießen, in dünne Scheiben schneiden und in eine Schüssel geben. Mit der Brühe begießen und mit 3 Esslöffel Artischockensud, Senf und 1 Esslöffel Öl vermengen. Übriges Gemüse unterheben, abschmecken. Die Schweineschnitzel salzen und pfeffern, in 1 Esslöffel Öl von jeder Seite 1 bis 2 Minuten anbraten.

Pro Portion: ca. 389 kcal, 14 g F, 32 g KH, 32 g EW
Inhaltsstoffe: Bitterstoffe, Inulin, Vitamin E, B und C
Kategorie: Basic Balance

Orangen-Pasta mit zweierlei Erbsen

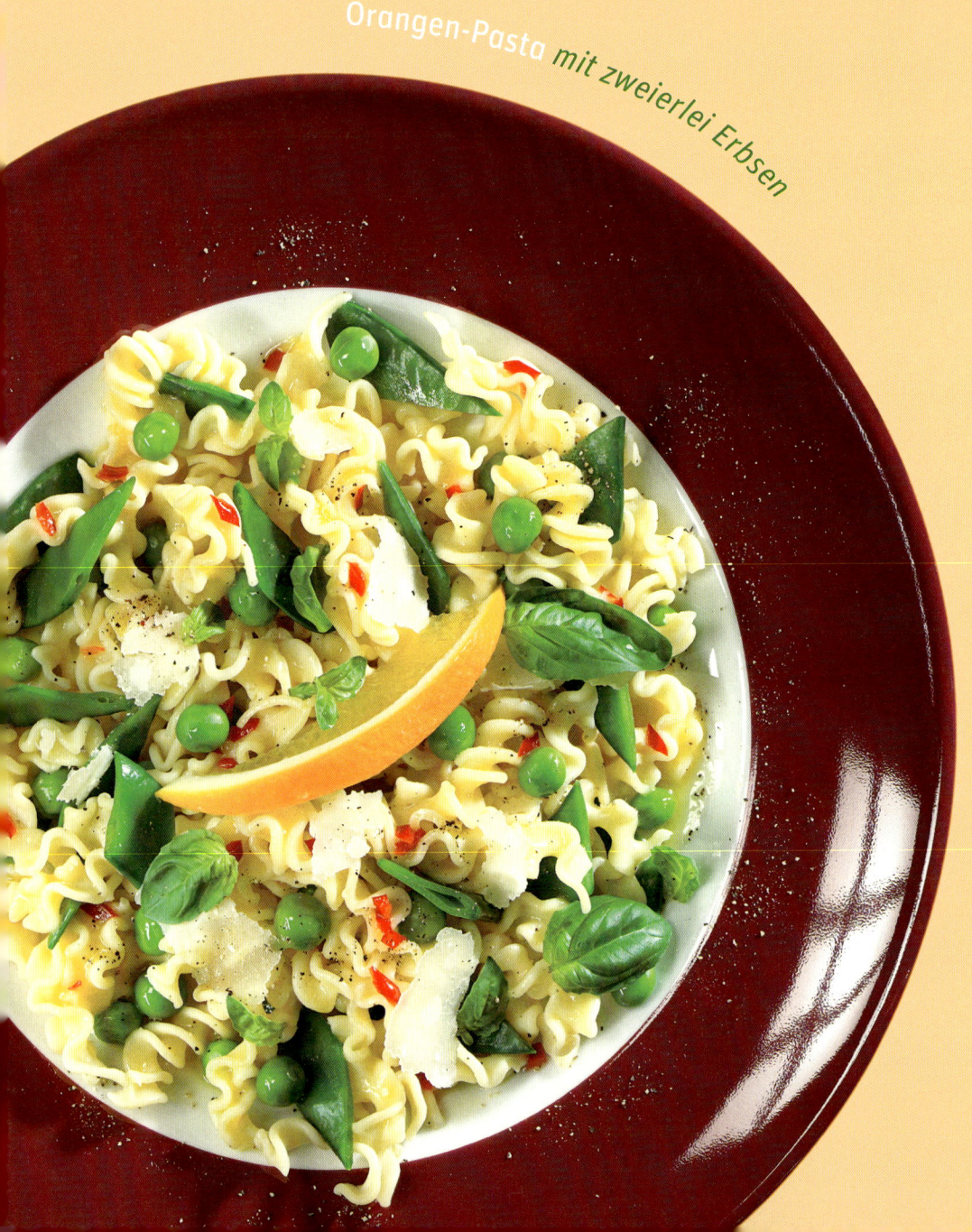

Orangen-Pasta
mit zweierlei Erbsen

Erbsen und Zuckerschoten sind gut bekömmlich. Ihr Vitamin C und E besitzen Zellschutzfunktion.

Für 2 Portionen
Salz
100 g Palerbsen
150 Zuckerschoten
1 milde Chilischote
1 TL Olivenöl
200 ml frisch gepresster Orangensaft
150 g Vollkornnudeln
Pfeffer
20 g kalte Butter
1 Bund Basilikum
20 g gehobelter Parmesan

1. Einen großen Topf mit Wasser und Salz erhitzen. In der Zwischenzeit die Palerbsen aus den Schoten lösen. Die Zuckerschoten waschen, die Enden abschneiden, Fäden ziehen und Schoten schräg halbieren.

2. Die Chilischote waschen, von Trennwänden und Kernen befreien und fein würfeln. In einer Pfanne im Öl ca. 3 Minuten andünsten. Mit dem Orangensaft ablöschen und das Ganze 5 Minuten einkochen lassen.

3. Sobald das Wasser kocht, Nudeln nach Packungsanleitung kochen. 5 Minuten vor Ende der Garzeit die Palerbsen und Zuckerschoten ins Nudelwasser geben. Die Orangensauce salzen, pfeffern und die Butter einrühren.

4. Basilikum waschen, Blätter abzupfen und klein schneiden. Gemüse und Nudeln abgießen, zur Orangensauce geben und das Basilikum unterheben. Alles mit dem Parmesan bestreut servieren.

Pro Portion: ca. 435 kcal, 15 g F, 56 g KH, 18 g EW
Inhaltsstoffe: Betacarotin, Lecithin, Ballaststoffe, Magnesium, Kalium
Kategorie: Happy Mood

Info

Erbsen und Zuckerschoten haben einen sehr hohen Ballaststoffgehalt. *Dieser ist gut für die Verdauung. Ihr Gehalt an Betacarotin, Vitamin C sowie Magnesium und Kalium macht sie so gesund für Herz und Kreislauf. Beide enthalten viel Kalium und Magnesium. Lecithin ist wichtig für den Fettsäurentransport. Kaufen Sie kleine Zuckerschoten, die sind am zartesten.*

Was mache ich, wenn ...

... ich abends keine Rohkost vertrage?

Kein Problem – es gibt genug Rezepte für Salate und Suppen aus gegartem Gemüse. Außerdem habe ich Gewürze und Kräuter so ausgewählt, dass das Essen bekömmlicher wird. Probieren Sie es aus: Sie werden überrascht sein.

... ich abends auf der Couch Heißhunger auf Knabberzeug bekomme?

Wenn Sie abends eine Bioaktivmahlzeit im Bauch haben, nimmt der Heißhunger ab. Entsorgen Sie Süßigkeiten und Chips, und legen Sie keine Vorräte an. Sie können sich eine der erlaubten Zwischenmahlzeiten, z. B. den probiotischen Joghurt, als Betthupferl aufbewahren: Das Kalzium wird so am besten verwertet. Auch ein Stück Obst oder Gemüse ist eine Alternative. Wenn alles nichts nützt: Einmal um den Block gehen – aber um jede Tanke einen Bogen machen!

... ich für Gäste etwas Besonderes kochen möchte?

Aus den Rezepten lassen sich tolle Menüs kreieren, damit bieten Sie Ihren Gästen außer dem Genuss gleich mehrfach die positive Wirkung der Bioaktivstoffe – und das bei einem schönen gemeinsamen Essen. In dem Kasten rechts unten finden Sie Menüvorschläge. Die Kalorienmengen der Menüs liegen höher als die der »normalen« Mahlzeiten; gleichen Sie den Überschuss aus, indem Sie mittags nur eine Suppe ohne Einlage oder einen leichten Salat essen.

... ich wieder nichts im Vorrat habe?

Keine Panik – so schnell verhungern Sie schon nicht. Wenn Sie etwas Warmes möchten, peppen Sie eine Dose Tomaten mit Pesto, Salz und Pfeffer auf – dazu eine Scheibe Bioaktivbrot. Oder Sie braten zwei in Ringe geschnittene Zwiebeln mit einem Ei und essen etwas sauer eingelegtes Gemüse dazu. Auf Seite 34 können Sie nachlesen, was Sie im Vorrat haben sollten.

... ich Lust auf ein Glas Wein oder Bier habe?

Wein enthält reichlich Bioaktivstoffe wie z. B. Polyphenole, und Alkohol in kleinen Mengen verbessert die Fließeigenschaften des Blutes, schützt also vor Herzinfarkt. Aber bedenken Sie, dass Alkohol nach Fett die meisten Kalorien enthält! Jedes Gramm Alkohol liefert 7 kcal. Ein kleines Bier (0,5 l) enthält ca. 235 kcal, ein Viertel Wein 200 und ein Glas Sekt (1/8 l) ca. 100 kcal.

… ich nicht zweimal kochen möchte, aber mein Partner erst abends kommt?

Die zweite Portion Mittagessen lässt sich ohne viel Aufwand abends erwärmen. Wenn möglich, heben Sie die zweite Fleisch- oder Fischportion ungegart auf und bereiten sie frisch zu. Salat ebenfalls unangemacht aufheben und frisch zubereiten. Gemüse und Beilagen kurz erhitzen.

… ich abends zu kaputt bin, um noch etwas zu kochen?

Vorweg schon mal dieses: Bequemlichkeit ist nicht Erschöpfung! Bekämpfen Sie Ihren inneren Schweinehund. Bereiten Sie immer gleich zwei Mahlzeiten auf einmal zu, dann wärmen Sie jeden zweiten Abend nur etwas auf. Außerdem habe ich viele Rezepte für Salate entwickelt, bei denen Sie gar nicht kochen müssen.

Köstliche Menüs für Gäste aus den Rezepten dieses Buches: Wählen Sie aus – unkompliziert, exotisch oder vegetarisch

Für 4 Personen	Vorspeise	Hauptgang	Dessert	kcal gesamt
Unkompliziert	Melone mit Schinken	Gef. Aubergine mit Rinderhack	Raspelapfel mit Zitronensaft	
Menge	1-faches Rezept	1,5-faches Rezept	2-faches Rezept	
kcal/Port.	61	300	127	488
Exotisch	Asia-Suppe pikant-exotisch (ohne Einlage)	Wirsing aus dem Wok	Mangoquark (Rezept für Beerenquark: Beeren durch Mango ersetzen, 1/2 Buchweizenmenge)	
Menge	1/2 Rezept	2-faches Rezept	2-faches Rezept	
kcal/Port.	159	215	126	500
Vegetarisch	Grapefruit mit Parmesan	Lauch-Kartoffel-Gratin mit Hüttenkäse (einfache Menge Käse)	Pfirsichschnitze mit Quarkcreme (1/2 Haferfleksmenge)	
Menge	2-faches Rezept	1,5-faches Rezept	2-faches Rezept	
kcal/Port.	110	288	92	490

Der Bioaktiv-2-Wochen-Plan

Der 2-Wochen-Plan auf dieser und den nächsten Seiten zeigt Ihnen, wie Sie die leckeren Rezepte des Buches Tag für Tag kombinieren können.

Vorgesehen sind täglich drei Mahlzeiten: Frühstück, Mittag- und Abendessen. Damit müssten Sie über den Tag kommen.

Wird Ihnen der Abstand zwischen Frühstück und Mittagessen oder Mittag- und Abendessen einmal zu lang, sind kleine »Extras« erlaubt (siehe S. 144). Eine Portion rohes Gemüse ist hier immer in Ordnung. Für die anderen Extras gilt: Es sollten nicht mehr als zwei pro Tag sein, sonst landen zu viele Kalorien auf Ihrem Konto.

Woche 1	Montag	Dienstag
Frühstück	Frischkornbrei (S. 71)	Raspelapfel mit Zitronensaft (S. 73)
Mittagessen	Pilz-Schmarren mit Fenchelaroma (S. 98)	Grüne Bohnen mit Kartoffeln und Matjes (S. 92)
Abendessen	Kohlrabitopf mit Lachsfilet (S. 124)	Romana-Salat mit marinierten Pilzen (S. 120)

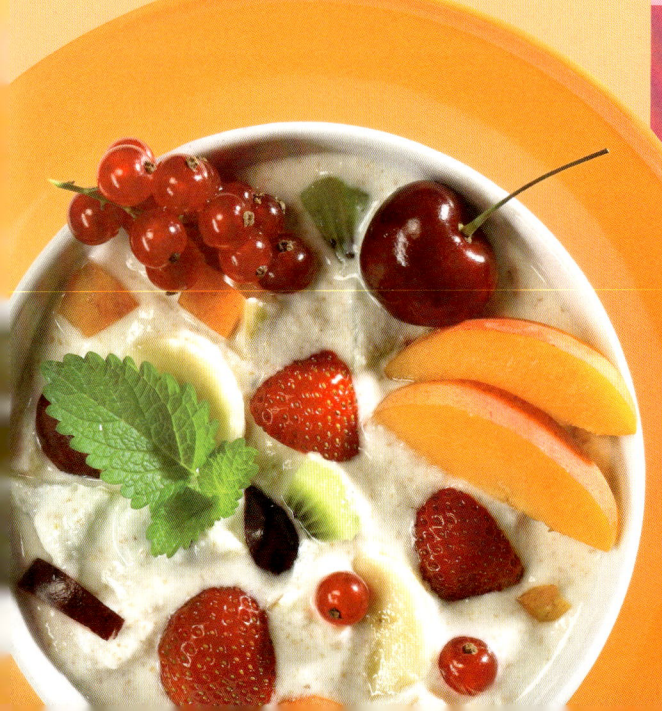

Mittwoch	Donnerstag	Freitag	Samstag	Sonntag
2 Scheiben Sauerteigbrot (S. 64) mit je 1 TL Omega-3-Aufstrich (S. 68)	Beeren-Smoothie mit Joghurt (S. 77)	Aprikosen mit Ingwer-Mozzarella (S. 72)	1 Vollkornbrötchen mit Pflaumenmus (S. 72)	Pfirsichschnitze mit Quarkcreme (S. 75)
Gefüllte Auberginen mit Rinderhack (S. 104)	Mittelmeersuppe (S. 88)	Wirsingpfanne mit Cranberry-Reis (S. 108)	Kartoffelsalat mit Würstchen (S. 90)	Spitzkohlpfanne mit Schweinefilet (S. 102)
Selleriesuppe mit Fischklößchen (S. 130)	Orangen-Pasta mit zweierlei Erbsen (S. 139)	Spargelsalat mit Rührei (S. 136)	Salatsuppe mit Erbsen und Avocado (S. 121)	Frisée-Salat mit Orangen (S. 119)

Extras für beide Wochen

Obst:

Zwei Scheiben Ananas oder zwei Mandarinen oder eine Handvoll Beeren (z. B. Erdbeeren) oder ein Stück Melone oder ein Apfel oder eine Birne oder ein Pfirsich oder eine Kiwi oder eine Banane oder eine Orange oder eine Handvoll Weintrauben

Gemüse:

Eine Handvoll Kirschtomaten oder ein Kohlrabi oder eine Paprika in Streifen geschnitten oder zwei Knabbermöhren oder ein Stück Gurke oder eine Handvoll Radieschen

Sonstiges:

Eine Latte macchiato oder ein probiotischer Joghurt

Woche 2		
	Montag	Dienstag
Früh-stück	Mangomilch mit Haferkleie (S. 79)	2 Scheiben Apfel-Dinkel-Brot (S. 63) mit Thymian-Orangen-Honig (S. 66)
Mittag-essen	Zwiebel-Tomaten-Salat mit Fischtatar (S. 96)	Brokkoli-Ei-Gratin mit Mozzarella (S. 105)
Abend-essen	Mangold-Hackfleisch-Risotto (S. 135)	Artischocken-salat auf Schweine-schnitzel (S. 137)

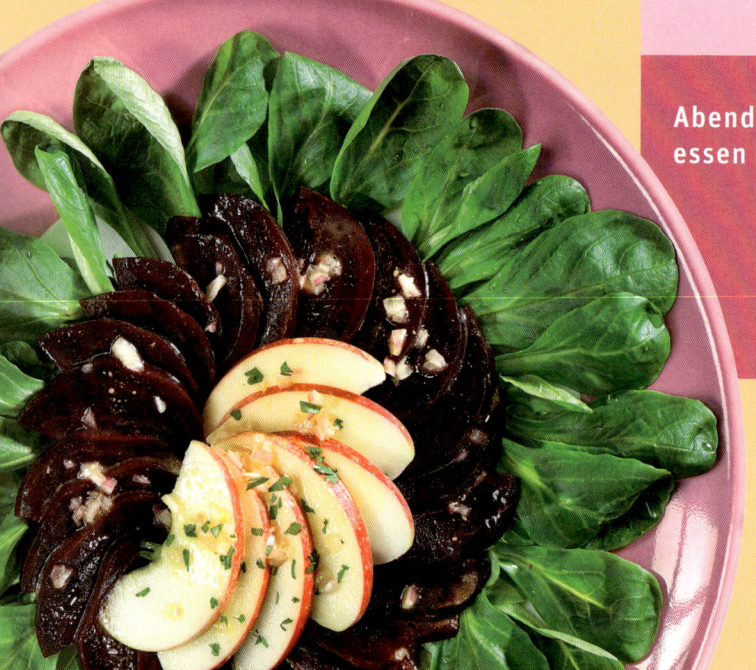

Mittwoch	Donnerstag	Freitag	Samstag	Sonntag
Ananas-Müsli mit Kokos (S. 78)	Beerenquark mit Buchweizen (S. 77)	Grapefruit mit Parmesan (S. 81)	2 Scheiben Sauerteigbrot (S. 64) mit Tomatenmark und 2 Scheiben Käse	Apfelmilchreis mit Mandeln (S. 69)
Chili con Carne (S. 93)	Grünkohltopf mit Tofu (S. 109)	Zwiebelsuppe mit Käsetoast (S. 97)	Pilz-Pasta mit Rucola (S. 99)	Sauerkraut-Omelett mit Schinken (S. 111)
Rote Bete mit Feldsalat und Apfel (S. 133)	Fenchel mit Mozzarellawürfeln (S. 131)	Tomaten-Couscous-Salat mit Thunfisch (S. 129)	Möhren-Orangen-Salat mit Pute (S. 123)	Kürbiscremesuppe mit Klößchen (S. 127)

Glossar

Agavendicksaft

Der eingekochte Saft einer südamerikanischen Kaktusart dient als Süßungsmittel. Anders als Haushaltszucker, der zu gleichen Teilen aus Glucose und Fructose zusammengesetzt ist, besteht Agavendicksaft überwiegend aus Fructose und treibt den Blutzucker nicht so hoch. Agavendicksaft ist im Bioladen erhältlich.

Ajvar

Die würzige Sauce aus Paprikaschoten, Zitronensaft, Essig, etwas Öl, verschiedenen Gewürzen und häufig auch Auberginen stammt aus dem Balkangebiet. Sie passt gut zu Gegrilltem. Ajvar bekommen Sie im Supermarkt und in türkischen Lebensmittelläden.

Arteriosklerose

Dies ist die häufigste Erkrankung der Arterien. Die Arterienwände verhärten und verdicken sich, es kommt zu Fettablagerungen und infolgedessen zu Elastizitätsverlust und Funktionsstörungen. Risikofaktoren sind Übergewicht, Rauchen und eine Ernährung die reich an gesättigten Fettsäuren ist.

Ätherische Öle

Sie verfliegen im Gegensatz zu anderen Fetten völlig und sind verantwortlich für Aroma und Duft von Pflanzenteilen. Sie sind chemisch Terpene und wirken als Bioaktivstoffe. Alle Kräuter und Gewürze sind reich an ätherischen Ölen. Sie sollten möglichst frisch zubereitet werden.

Bindobin

Das pflanzliche Bindemittel wird aus Johannisbrotkernmehl hergestellt. Es eignet sich sowohl zum Andicken warmer und kalter Speisen und kann ohne Aufkochen verwendet werden. Bindobin ist im Bioladen erhältlich.

BMI

Body-Mass-Index → S. 11

Bulgur

Für die Herstellung des orientalischen Getreideprodukts wird Weizen gekocht, getrocknet, geschält und geschrotet. Bulgur ist eiweißreich und hat eine kurze Garzeit, da er bereits vorgekocht ist. Er ist im Supermarkt erhältlich.

Couscous

Eine nordafrikanische Spezialität, die aus Hartweizengrieß hergestellt wird. Mit Weizenmehl vermischter Grieß wird mit Salzwasser beträufelt, gepresst und getrocknet. In Supermarkt ist schnell garender Instant-Couscous erhältlich.

Diastolischer Blutdruck

Dieser Duck besteht, wenn das Herz erschlafft und sich wieder mit Blut füllt. Der optimale Wert liegt bei unter 80 mmHg.

Dijonnaise

Die mit scharfem Dijon-Senf verfeinerte Mayonnaise passt gut zu kaltem Braten.

Fettgehalt von Käse

Die Angabe des Fettgehalts in Käse bezieht sich auf die Trockenmasse, sie wird mit dem Hinweis »F. i. Tr.« angegeben. Der tatsächliche Fettgehalt in diesen Produkten liegt, je nach Wassergehalt, erheblich niedriger, als die Angabe vermuten lässt. Hartkäse enthält etwa 50 % Wasser, daher ist der tatsächliche Fettgehalt nur halb so hoch, wie auf der Packung angegeben. Weichkäse besteht sogar zu 75 % aus Wasser, so dass der reale Fettgehalt nur ein Viertel des angegebenen beträgt.

Flavonoide
→ Tabelle S. 27

Fünf-Gewürze-Pulver

Die chinesische Gewürzmischung besteht traditionell zu gleichen Teilen aus Szechuan-Pfeffer, Sternanis, Gewürznelken, Zimtrinde und Fenchelsamen.

Garam Masala

Die indische Gewürzmischung enthält Koriandersamen, Kreuzkümmel, schwarzen Pfeffer, Lorbeer, Zimt und Muskatblüte.

Gelee Royal

Der Futtersaft, mit dem Honigbienen die Bienenkönigin aufziehen, zeichnet sich durch einen besonders hohen Wirkstoffgehalt aus. Sie bekommen Gelee Royal in Bioläden und beim Imker.

Glucosinolate
→ Tabelle S. 26

Insulin

Das Bauchspeicheldrüsenhormon senkt den Blutzuckerspiegel, indem es den Zucker in die Zellen schleust. Bei Diabetes funktioniert dieser Mechanismus nicht mehr, so dass es zu einem erhöhten Blutzuckerspiegel kommt.

Kaffirlimette

Die Blätter sehen ähnlich aus wie Lorbeerblätter, sie geben Gerichten eine fein zitronige Note. Getrocknet oder frisch bekommen Sie sie im Asialaden. Eingefroren sind sie mehrere Monate haltbar.

Lycopin

Der Hauptfarbstoff der Tomate und der Paprika gehört zu den Carotinoiden.
→ Tabelle S. 26

NWD

Nährwertdichte
→ Kasten S. 23

Omega-3-Fettsäuren

Diese mehrfach ungesättigten Fettsäuren müssen mit der Nahrung aufgenommen werden, da der Körper sie nicht selbst bilden kann. Sie sind notwendig für die Bildung von Botenstoffen und erhalten die Fließfähigkeit des Blutes. Eine ausreichende Zufuhr kann Herz-Kreislauf-Erkrankungen vorbeugen. Reich an Omega-3-Fettsäuren sind Kaltwasserfische (Hering, Lachs, Makrele) und pflanzliche Fette wie Raps- und Leinöl sowie Nüsse.

Oraler Glucose-Toleranz-Test

Bestimmung der Blutglucosekonzentration unter festgelegten Bedingungen, um einen Insulinmangel festzustellen.

Perga

Bei der auch Bienenbrot genannten Substanz handelt es sich um Blütenpollen, der zusammen mit Honig, Propolis und Wachs im Bienenstock auf natürlichem Wege fermentiert wird. Perga ist in Granulatform, so wie es aus den Waben gewonnen wird, oder als Pulver beim Imker erhältlich.

Pestizide

Die chemischen Wirkstoffe werden als Pflanzenschutzmittel bzw. als Schädlingsbekämpfungsmittel eingesetzt. Viele dieser Substanzen wirken umwelt- und gesundheitsschädlich. Beim biologischen Anbau von Obst und Gemüse wird auf diese Stoffe verzichtet, giftige Rückstände sind daher hier selten.

Phytoöstrogene

→ Tabelle S. 27

Propolis

Die auch als Klebharz bezeichnete Substanz wird von Bienen gesammelt und zum Auskleiden des Stocks verwendet. Sie besteht aus dem Harz verschiedener Baumknospen und wird zum Schutz vor Viren und Bakterien verwendet. Propolis ist das stärkste natürliche Antibiotikum. Es hemmt Entzündungen und enthält viele antioxidative Flavonoide, die die Zellen vor freien Radikalen schützen. Propolis bekommen Sie beim Imker und im Bioladen.

Pul Biber

Die türkische Würzmischung aus Paprika, Chili, Salz, Pfeffer, Pflanzenöl und weiteren Gewürzen gibt Gerichten Schärfe. Erhältlich ist Pul Biber im Supermarkt oder in türkischen Lebensmittelläden.

Puy-Linsen

Einen nussigen Geschmack haben diese kleinen grünlichen Linsen. Sie bleiben nach dem Kochen bissfest und eignen sich daher gut für Salate.

Risottoreis

Typische Risottoreissorten sind: Arborio, Baldo, Vialone nero und Carnaroli. Der Rundkornreis sorgt für die typische cremig-sämige Konsistenz des Risottos.

Saponine

→ Tabelle S. 26

Schwarzkümmelsamen

Die Gewürzsamen (Nigella sativa) sind samtschwarz und dreieckig. Sie sind reich an ungesättigten Fettsäuren und senken so das Risiko für Herz-Kreislauf-Erkrankungen. Ätherische Öle wirken entzündungshemmend und harntreibend. Häufig werden sie auch als schwarzer Sesam bezeichnet. Beide Namen sind jedoch irreführend, denn das Gewürz ist weder mit Kümmel noch mit Sesam verwandt.

Shiitakepilze

Die dunkelbraunen Pilze stammen aus Japan. Da ihr Transport aus Japan sehr kostspielig ist und die Zucht in Europa recht kompliziert ist, sind Shiitakepilze etwas teurer. Sie können sie durch Champignons ersetzen.

Stevia

Die Blättchen der Pflanze enthalten Stoffe, die süß schmecken, keine Kalorien liefern und keine Karies machen. Also ein natürlicher Süßstoffersatz! Wer ein neues Lebensmittel in der EU zulassen will, muss seine Unschädlichkeit mit Studien nachweisen – das ist teuer und bisher für Stevia nicht ausreichend passiert. Deshalb können Stevia-Präparate in der EU offiziell nur als Körperpflegemittel verkauft werden. Den Preis hat das in die Höhe getrieben: Ein Kilo Wirkstoff kostet bis zu 140 Euro! Wunder wirkt Stevia nicht, spart aber Zuckerkalorien.

Systolischer Blutdruck

Der Druck, der entsteht, wenn sich das Herz in der Pumpphase zusammenzieht, also das Blut hinauspresst. Der optimale Wert liegt unter 120 mmHg.

Tahin

Eine orientalische Würzpaste aus Sesam. Dunkles Tahin wird aus ungeschältem Sesam hergestellt, es schmeckt intensiver und etwas herber als helles, enthält aber auch mehr Vitamine. Besonders wertvoll ist Tahin aufgrund des hohen Gehalts an B-Vitaminen und Eisen.

Tofu

Tofu oder Sojaquark wird aus eingeweichten, pürierten Sojabohnen hergestellt. Diese Masse wird gefiltert und gepresst. Die hergestellte Masse kann schnittfest oder auch weich wie Quark sein (Seidentofu). Tofu enthält 8,8 % Eiweiß, 1,9 % Kohlenhydrate und nur 4,8 % Fett. Damit ist er ein kalorienarmer Eiweißlieferant, frei von gesättigten Fettsäuren. Der Geschmack ist neutral, doch es sind aromatisierte Sorten wie Tomatentofu oder Räuchertofu im Handel.

Worcestersauce

Die klassische Würzsauce aus England enthält unter anderem Essig, Zucker, Salz, Sardellen, Zwiebeln, Tamarinde, Senf, Pfeffer, Ingwer, Sojasauce, Sherry und Curry. Sie eignet sich, um kräftige Eintöpfe und Fleischgerichte zu verfeinern.

Literatur/Adressen/ Links

Literatur

aid infodienst – Verbraucherschutz, Ernährung, Landwirtschaft e. V.: Achten Sie aufs Etikett! – Kennzeichnung von Lebensmitteln Bestellung: aid-Vertrieb DVG Birkenmaarstraße 8 53340 Meckenheim Tel. 0 22 25/92 61 46 E-Mail: bestellung@aid.de oder unter www.aid.de

Biesalski, H.-K., et al.: Ernährungsmedizin. Georg Thieme Verlag, Stuttgart 2004

Bloss, A., Wolff, C., Bloss, C.: Gesund mit Pilates. Knaur Verlag, München 2006

Von Cramm, D.: Familie in Form. Stiftung Warentest, Berlin 2006

Elmadfa, I., Aign W., Muskat, E., Fritzsche, D.: Die große GU Nährwert-Kalorien-Tabelle. Gräfe und Unzer, München 2006/07

Malcolm, L.L.: Fitness für Einsteiger. Knaur Verlag, München 2006

Münzing-Ruef, I.: Kursbuch gesunde Ernährung. Zabert Sandmann, München 1995

Suter, P. M.: Checkliste Ernährung. Georg Thieme Verlag, Stuttgart 2002

Watzl, B., Leitzmann, C.: Bioaktive Substanzen in Lebensmitteln. Hippokrates Verlag, Stuttgart 2005

Wilhelm, A., Neureuther, C., Mittermaier, R.: Nordic Walking Praxisbuch. Knaur Verlag, München 2006

Adressen

Deutsche Gesellschaft für Ernährung Godesberger Allee 18 53175 Bonn Tel. 02 28/37 76 60-0 www.dge.de

Links

Kampagne »5 am Tag« www.5amtag.de

Verzeichnis von Sport- und Fitnessangeboten www.meinestadt.de

Stiftung Warentest online www.test.de

Ernährungsumschau Wissenschaftliche Artikel zu gesunder Ernährung sowie Lebensmitteln und deren Inhaltsstoffen können kostenpflichtig heruntergeladen werden. http://www.ernaehrungs-umschau.de/news/

Fitrechner Funktion zum Berechnen des persönlichen Kalorienverbrauchs bei alltäglichen Beschäftigungen und Sport www.fitrechner.de

Sachregister

Rezeptregister

Alphabetisch und nach Hauptzutaten

Rezeptregister nach Bioaktivkategorien

Bei allen Rezepten steht unterhalb der Nährwerte eine Kategorie. Was es damit auf sich hat, finden Sie im Folgenden. Sie können hier z. B. alle Rezepte mit Fatburn-Effekt auf einen Blick erkennen:

Kategorie
BASIC BALANCE
Diese Rezepte enthalten vor allem Zutaten, die beruhigen und gegen Übersäuerung wirken. Ihre Ballaststoffe unterstützen die Verdauung.

Kategorie FATBURNER

Eiweiß wird nur zu 80 % vom Körper verwertet – die übrigen 20 % heizen den Stoffwechsel an, verstärkt durch scharfe Gewürze. Eine ideale Kombination zur Fettverbrennung.

Kategorie HAPPY MOOD

Mit Inhaltsstoffen wie Weckaminen und Serotonin sorgen diese Rezepte für positive Stimmung. Außerdem sind die Zutaten leicht verdaulich und nicht belastend.

Kategorie HEART HEALTHY

Diese Rezepte zeichnen sich durch ihren hohen Gehalt an Omega-3-Fettsäuren und reichlich Ballaststoffe aus. Diese normalisieren den Cholesterinspiegel und beugen Arteriosklerose vor.

Kategorie IMMUN PLUS

Viele Vitamine, Bioaktiv- und Mineralstoffe pro Kalorie sorgen bei diesen Rezepten für starke Abwehrkräfte und bekämpfen Erkrankung und Erschöpfung.

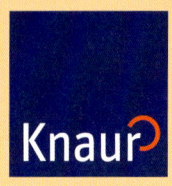

Gelangen Sie durch **gesunde Ernährung**

zum Wunschgewicht, und fördern Sie gleichzeitig

Ihr **Wohlbefinden** und Ihre **Gesundheit!**

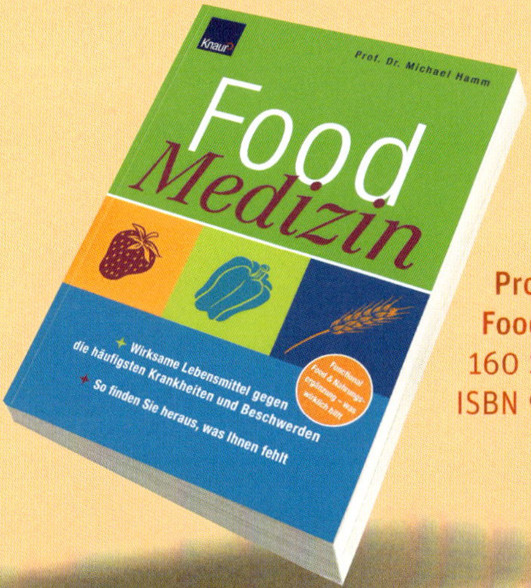

Prof. Dr. Michael Hamm
Food Medizin
160 Seiten
ISBN 978-3-426-64313-6

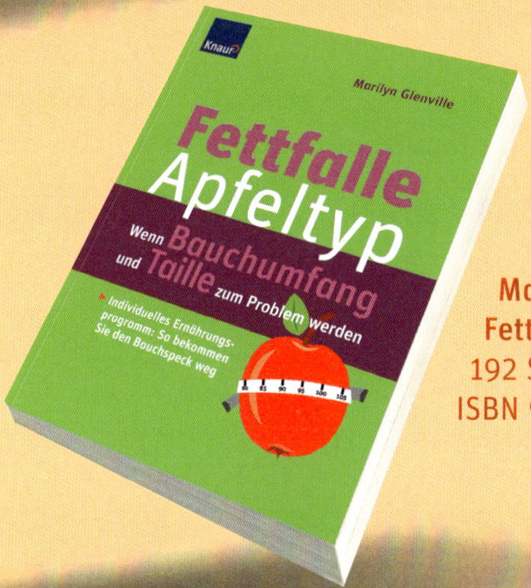

Marilyn Glenville
Fettfalle Apfeltyp
192 Seiten
ISBN 978-3-426-64411-9

Weitere Titel finden Sie im Internet unter

www.knaur-ratgeber.de

Wichtiger Hinweis

Die im Buch veröffentlichten Ratschläge wurden von Verfasserin und Verlag sorgfältig erarbeitet und geprüft. Eine Garantie kann dennoch nicht übernommen werden. Ebenso ist die Haftung der Verfasserin bzw. des Verlages und seiner Beauftragten für Personen-, Sach- und Vermögensschäden ausgeschlossen.

Bibliografische Information der Deutschen Nationalbibliothek

Die Deutsche Nationalbibliothek verzeichnet diese Publikation in der Deutschen Nationalbibliografie; detaillierte bibliografische Daten sind im Internet über http://dnb.d-nb.de abrufbar.

© 2008 Knaur Ratgeber Verlag.
Ein Unternehmen der Droemerschen Verlagsanstalt Th. Knaur Nachf. GmbH & Co. KG, München
Alle Rechte vorbehalten.

Das Werk einschließlich aller seiner Teile ist urheberrechtlich geschützt. Jede Verwertung außerhalb des Urhebergesetzes ist ohne Zustimmung des Verlages unzulässig und strafbar. Das gilt insbesondere für Vervielfältigungen, Übersetzungen, Mikroverfilmungen und die Einspeicherung in elektronischen Systemen. Es ist deshalb nicht gestattet, Abbildungen dieses Buches zu scannen, in PCs oder auf CDs zu speichern oder in PCs/Computern zu verändern oder einzeln und zusammen mit anderen Bildvorlagen zu manipulieren, es sei denn mit schriftlicher Genehmigung des Verlages.

Projektleitung: Kathrin Gritschneder
Redaktion: Katharina Lisson
Bildredaktion: Sylvie Busche (Ltg.), Markus Röleke
Bildnachweis: Alle Rezeptfotos sowie S. 8/9 und 54: Rainer Schmitz, München
Umschlagfoto: Stockfood/Teubner Foodfoto
Übrige Fotos: actionpress/Sunshine S. 41; Masterfile/Michael Goldman S. 19/Noel Hendrickson S. 13/RW Photographic S. 22; StockFood/FoodPhotography Eising S. 4, 31/Sporrer/Skowronek S. 48/Teubner S. 2; Privat S. 6
Umschlag, Layout und Satz: griesbeckdesign, München
Herstellung: Dagmar Guhl
Reproduktion: Repro Ludwig, A-Zell am See
Druck und Bindung: Firmengruppe APPL, aprinta druck, Wemding
Printed in Germany

Wir danken der Firma FS Kustermann für die freundliche Unterstützung

ISBN 978-3-426-64489-8

5   4   3   2   1

Bitte besuchen Sie uns im Internet:

www.knaur-ratgeber.de

Weitere Titel aus den Bereichen Gesundheit, Fitness und Wellness finden Sie im Internet unter www.wohl-fit.de.